各種がん治療での

# オリジナル遺伝子治療

驚くべき最新成果

医療法人社団 桜伸会 理事長
さくらクリニック 医院長
一般社団法人
細胞・遺伝子・染色体研究センター
医療顧問
吉田 治

KKロングセラーズ

**遺伝子治療開始時　ステージⅣ　　50代　女性**

左乳がん　術前抗がん剤施行　部分切除後放射線施行
2か月後に腋窩リンパ節に転移　2年後肝臓転移

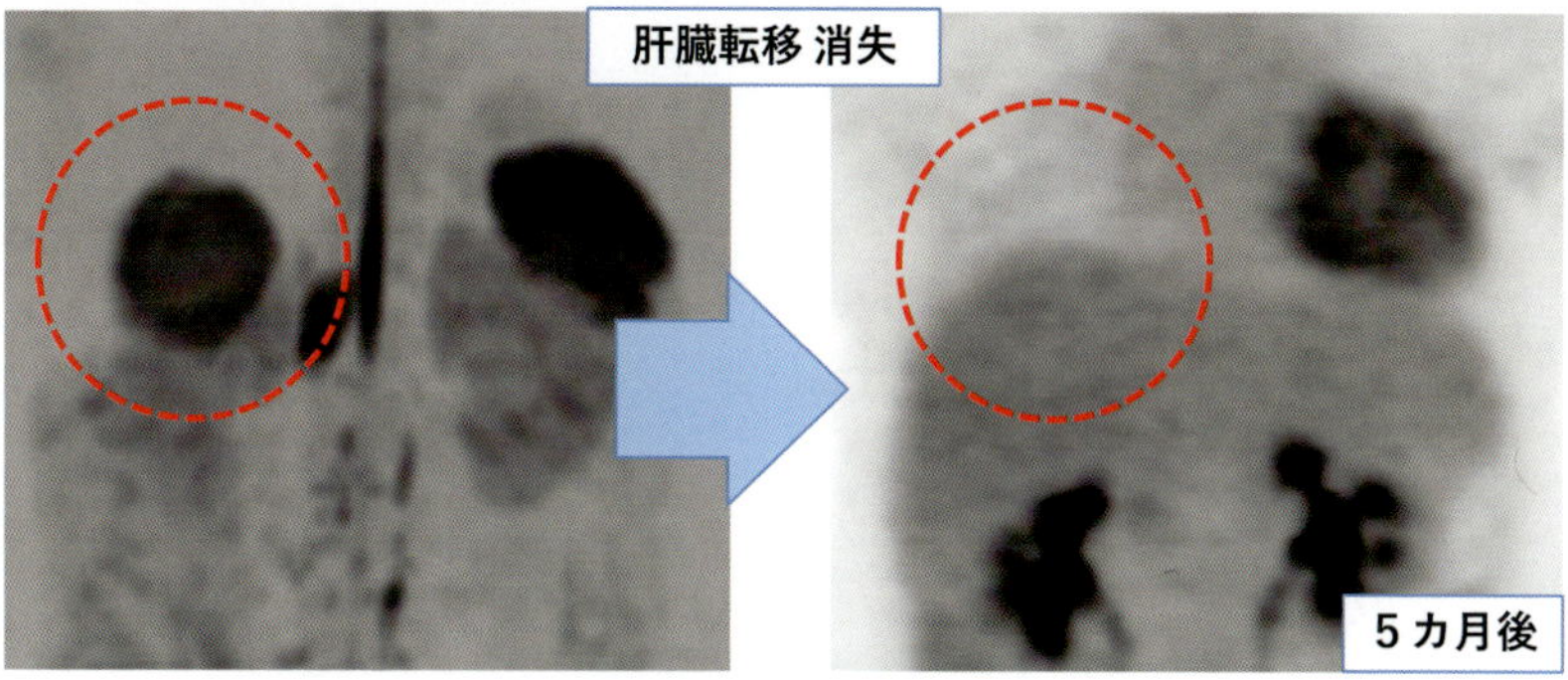


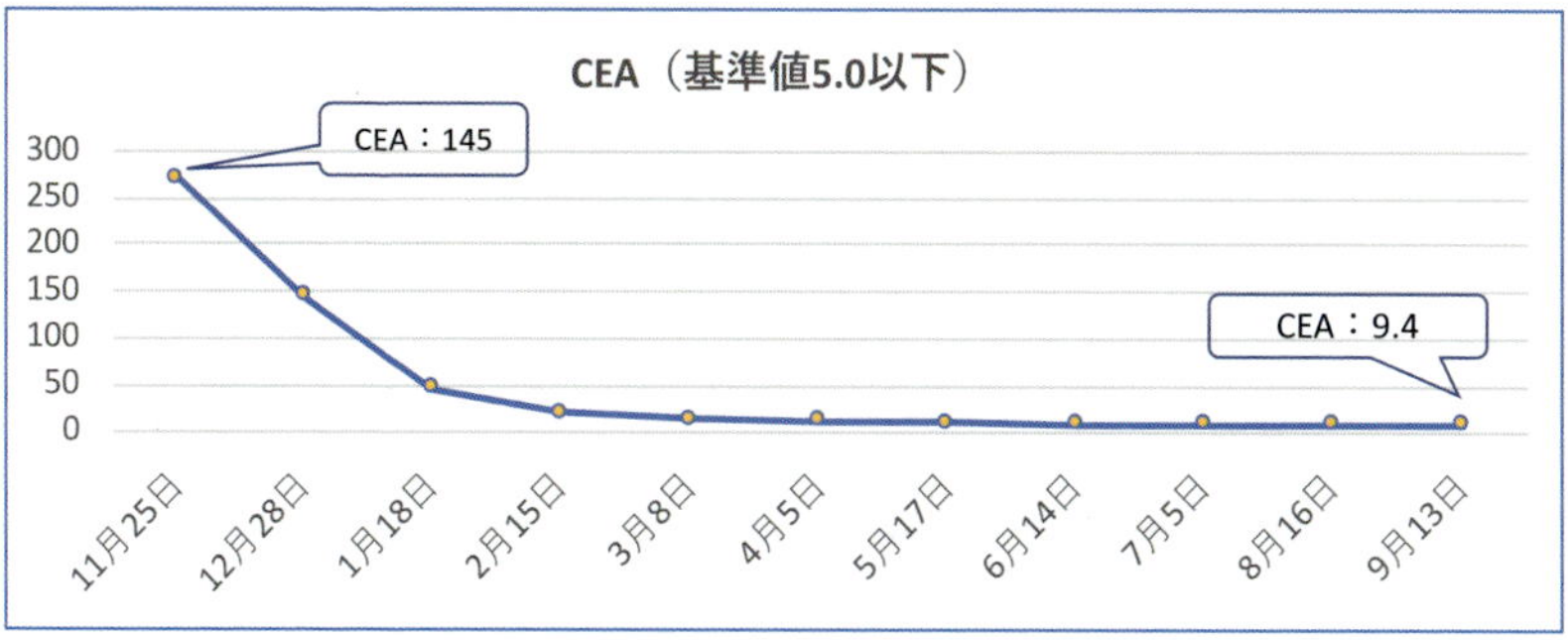


左乳がんの診断より、術前抗がん剤を開始。乳房温存での部分切除
病理の検査より（HER2+）cT1N0M0　手術後、局所および腋窩に放射線治療となる(50Gy)。その後、ハーセプチン（分子標的薬）にて治療。
ハーセプチン治療開始から2か月後に、左腋窩リンパ節に転移見つかり
再度、左腋窩リンパ節郭清を施行。
ハーセプチン（分子標的薬）と抗がん剤、TS-1＋パージェッタを開始。
1年後にTS-1は中止となる。手術の2年後、腫瘍マーカー上昇　CEA→271.4
肝臓転移（肝門部腫瘍）見つかる（57*63*51*mm）

抗がん剤カドサイラと併用で遺伝子治療も開始する。
5カ月後には、画像からも**肝臓転移消失**が確認できる。

**遺伝子治療開始時　ステージⅣ　40代　女性**

右乳がん　全摘出後抗がん剤治療　5年後肝転移

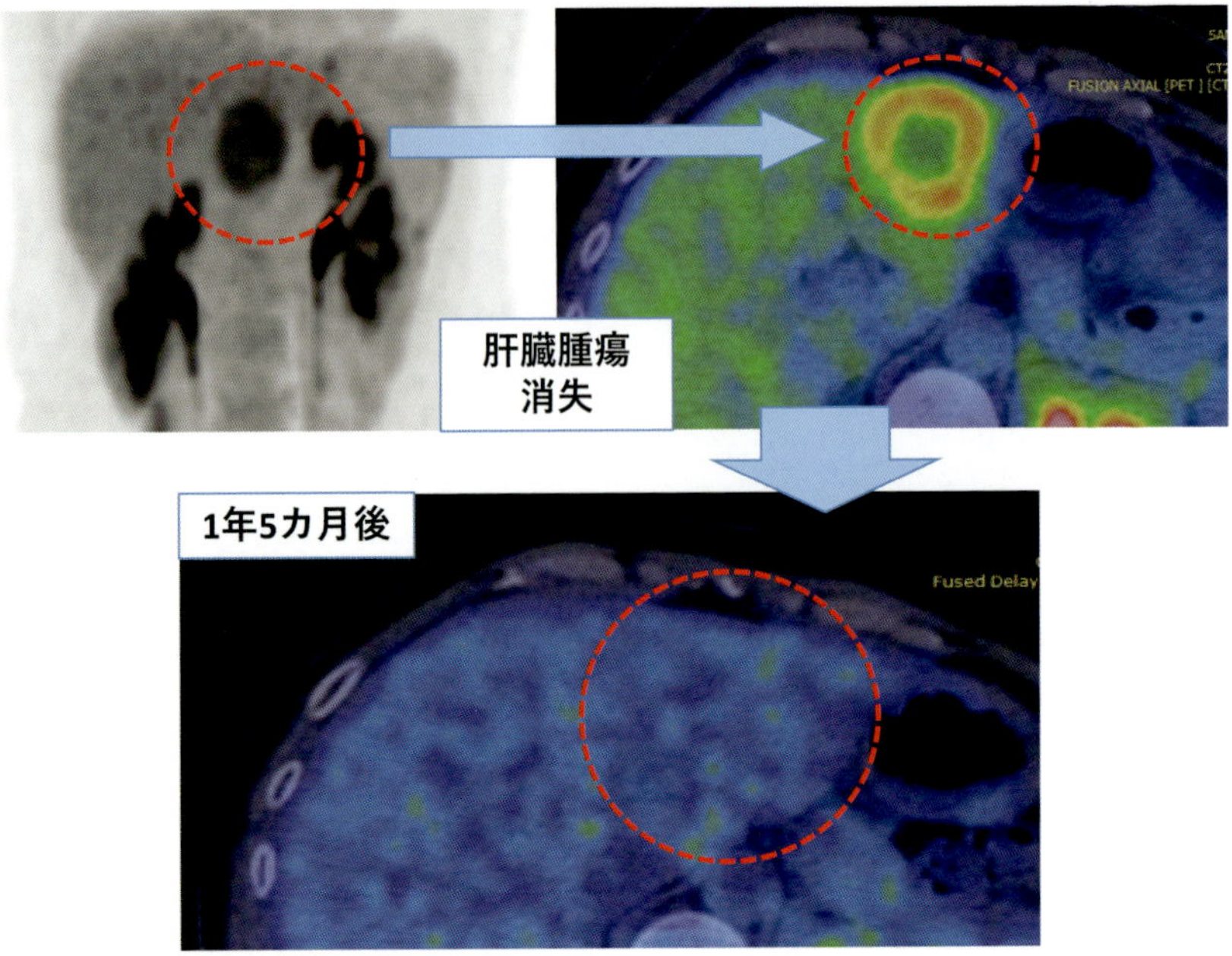


右乳がんと診断され、乳房全摘出術＋リンパ節郭清の手術。

病理診断より、cT2N0M0　ER+PgR+HER2=3+A領域25mm
術後、抗がん剤（タキソテール＋エンドキサン）と分子標的薬ハーセプチン、その後リュープリンやタモキシフェン治療となる。

手術5年後、肝臓への転移が見つかり、抗がん剤＋ハーセプチン＋パージェッタ治療となる。同時に病院も転院。肝臓への転移が見つかってから8か月間で抗がん剤治療を3回変更してきた。

血液検査では、腫瘍マーカーに出てこない。

3回目の抗がん剤の変更後、遺伝子治療を併用で開始。

1年5か月後には、画像（PET-CT）より**肝転移消失**が確認できる。

## 遺伝子治療開始時　ステージⅣ　50代　男性

尿路上皮癌（扁平上皮）右腎盂がん
多発肺転移　肝転移　リンパ節転移

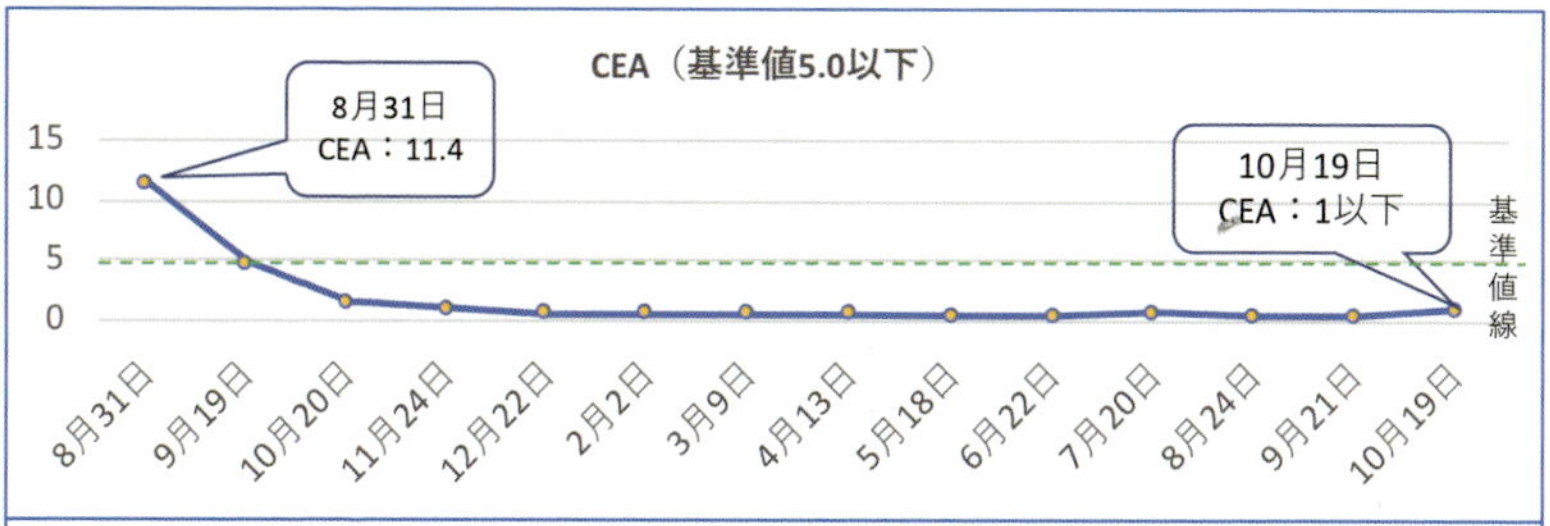


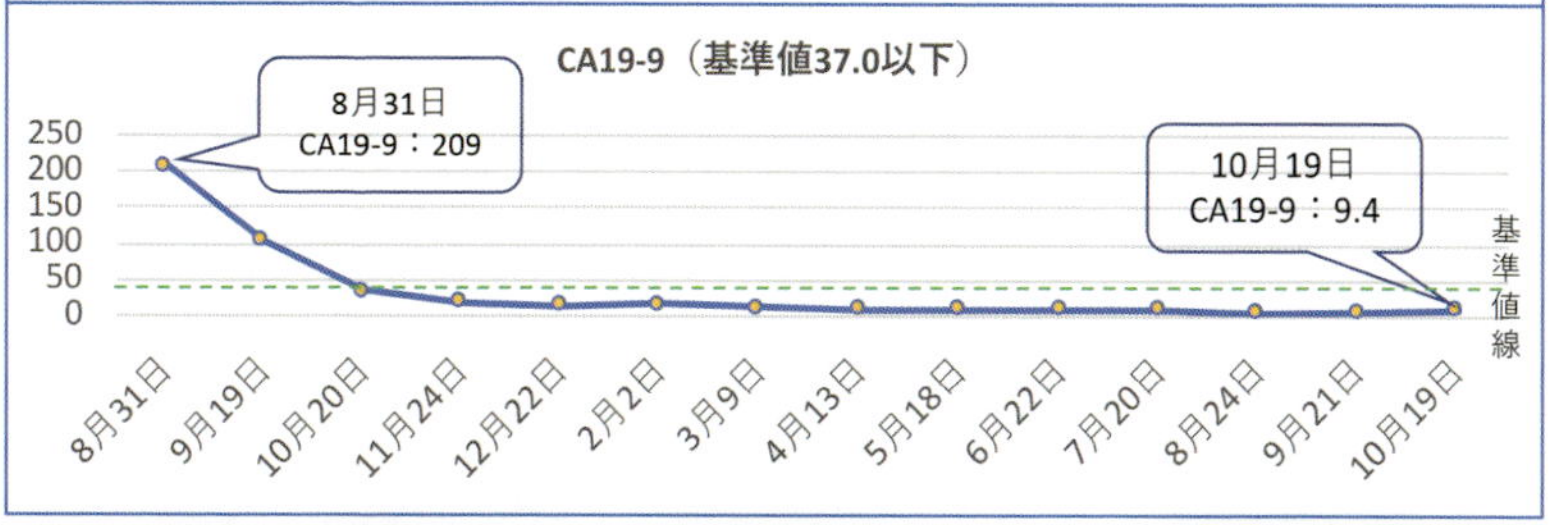


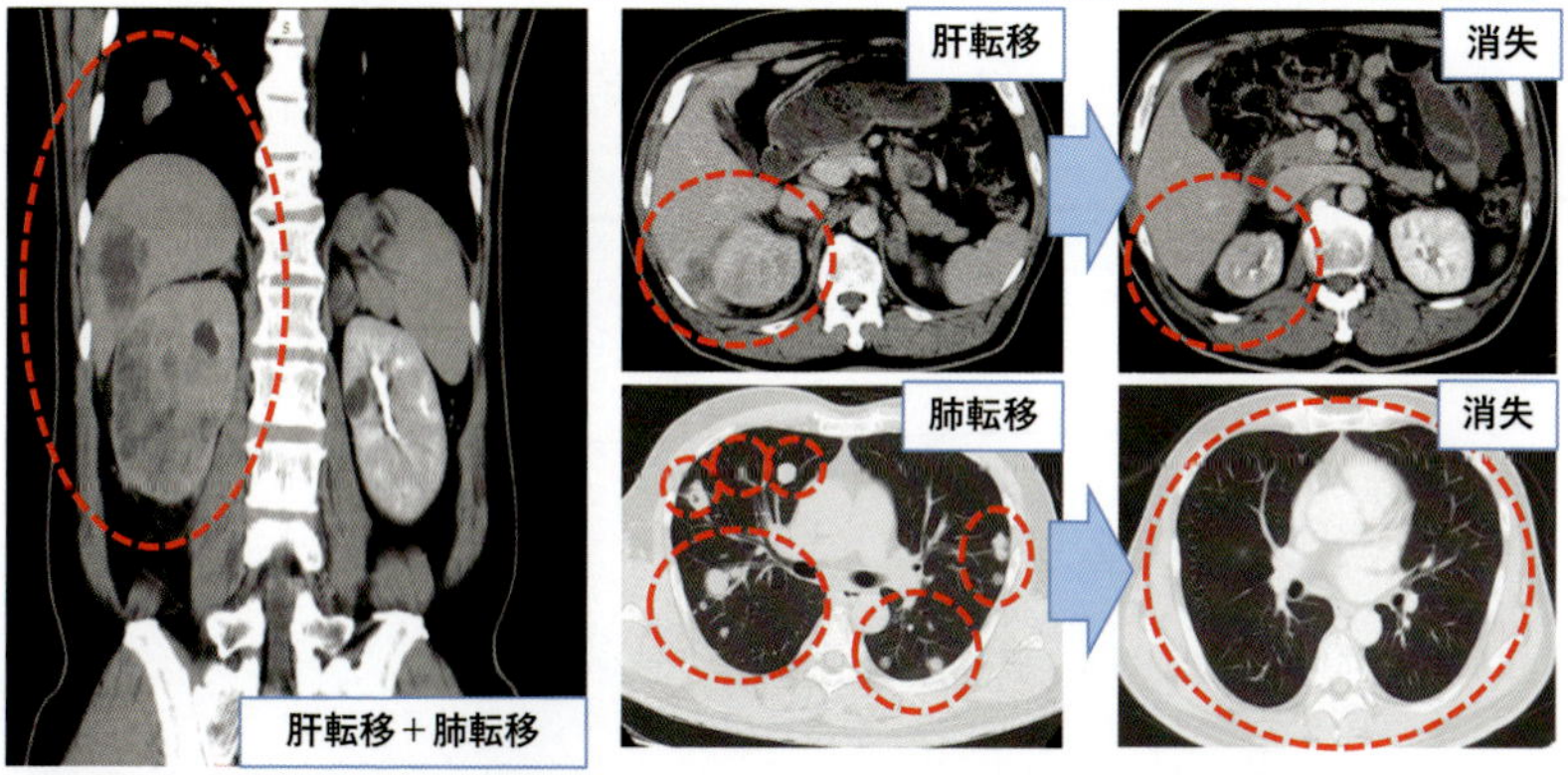


咳が続いていたこともあり、近医に受診。レントゲン検査で肺に影が数か所確認される。
総合病院へ受診。精密検査後、尿路上皮がん（扁平上皮）腎盂がんと診断
手術は不可、抗がん剤治療となる。
抗がん剤治療開始1か月後から併用で遺伝子治療を開始する。**遺伝子治療開始8カ月後**
腫瘍マーカーは全て基準値以下となり、肝転移＋多発肺転移消失。

**遺伝子治療開始時　ステージⅣ　70代　女性**

卵管原発　卵巣がん　肝臓全面腹膜播種　肝転移　縦隔リンパ転移

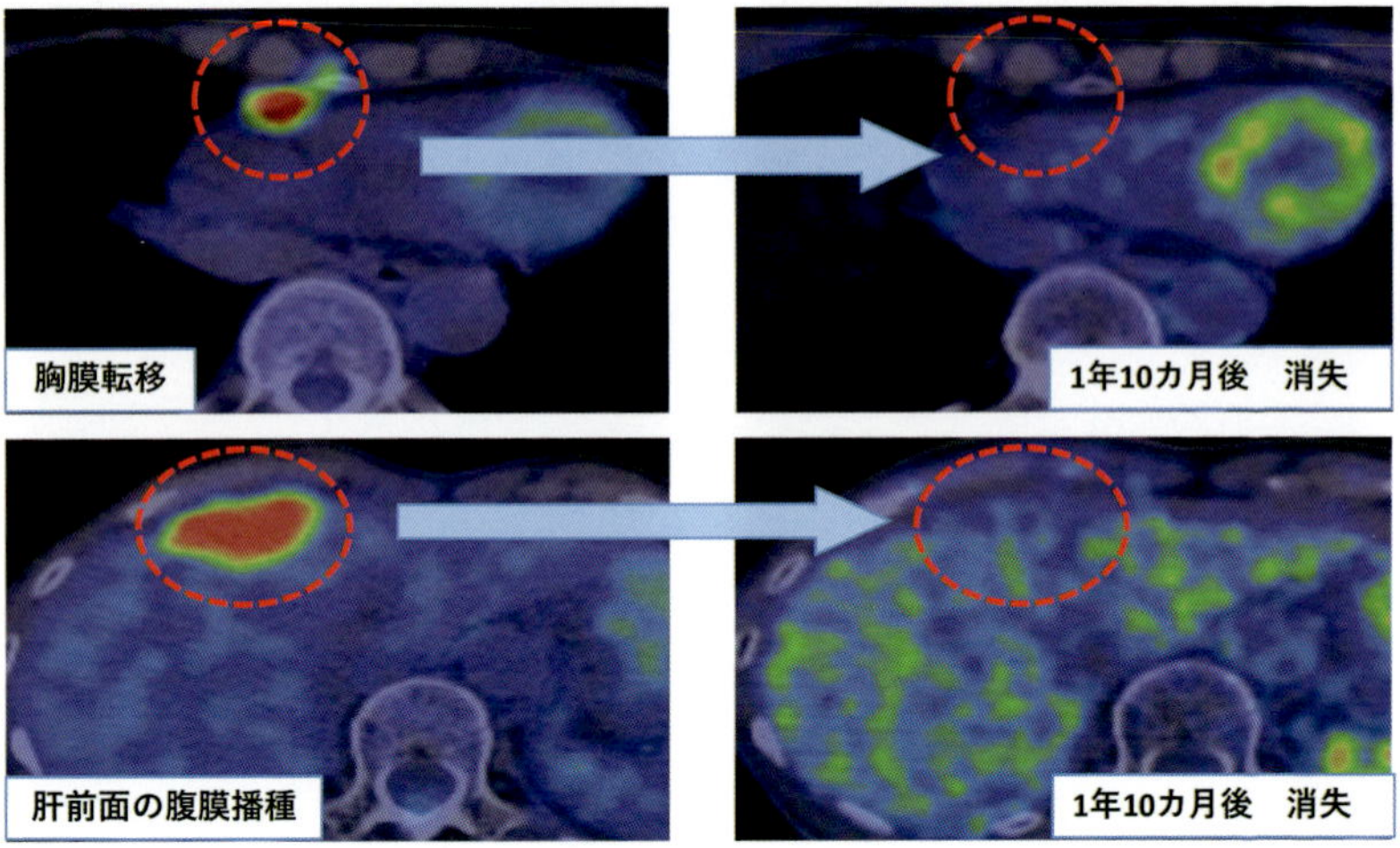


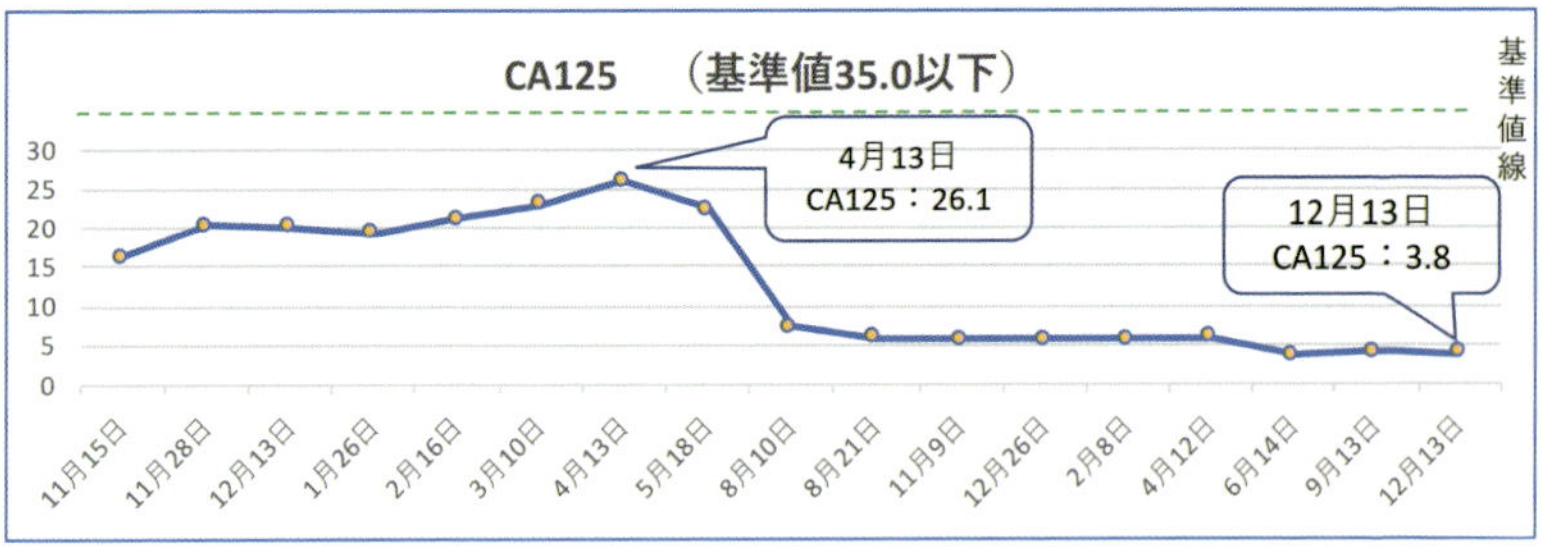


不正出血にて総合病院婦人科受診。癌病巣がわからず、その後 転院して
卵管原発の卵巣がんと診断確定。
卵巣、子宮全摘出手術となる。
手術後抗がん剤は不可（年齢より）経過観察となる
暫くして、肝臓全面の腹膜播種（3㎝）などが見つかる
免疫療法開始（他院）。その1か月後、遺伝子治療を併用で治療開始。
肝転移に遺伝子治療局所注射。サイバーナイフも併用する。
1年10ヶ月後には、画像より**胸膜、腹膜播種の消失**が確認できる。
経過観察継続中

**遺伝子治療開始時　ステージⅣ　70代　女性**

非小細胞　肺腺癌　右下葉（60mm）

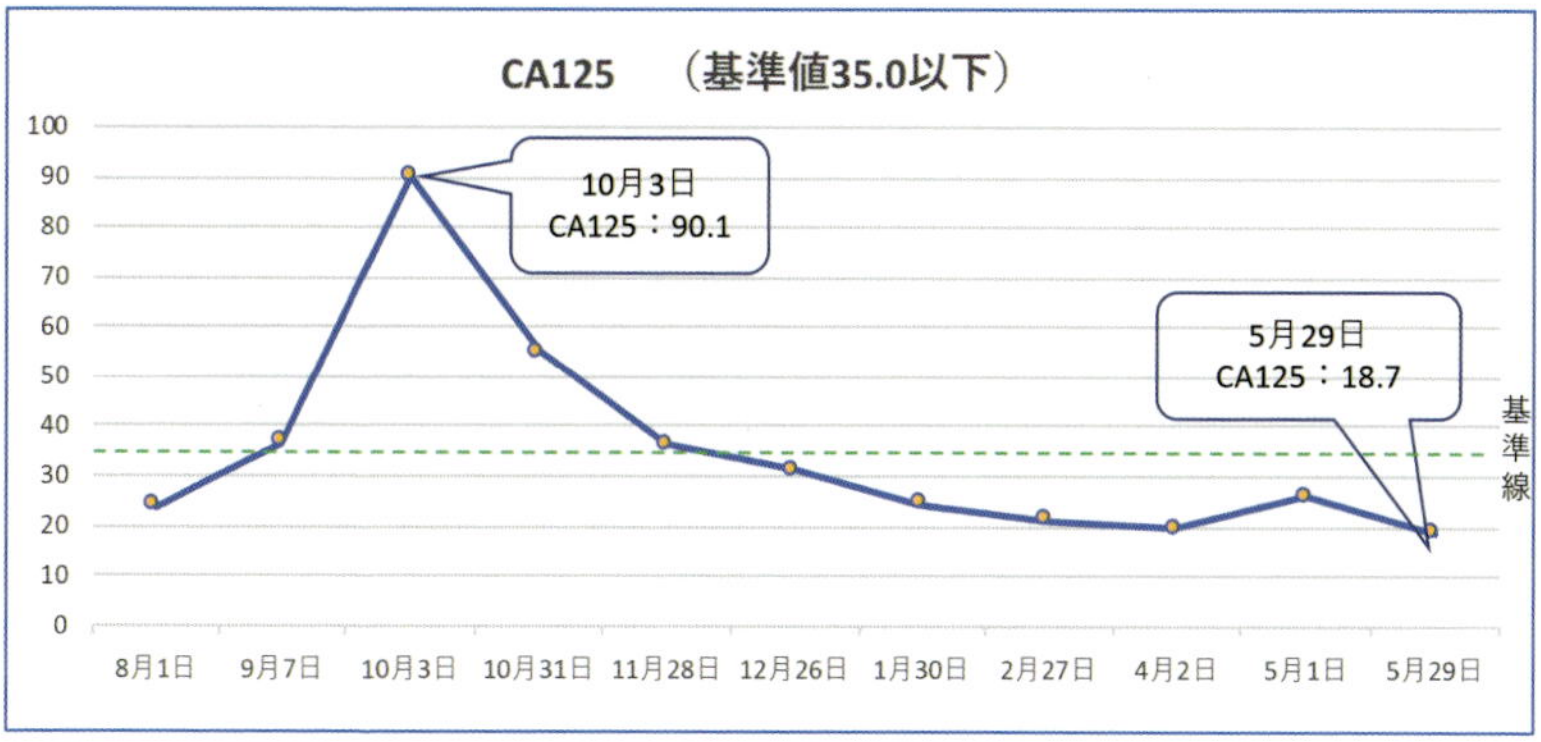


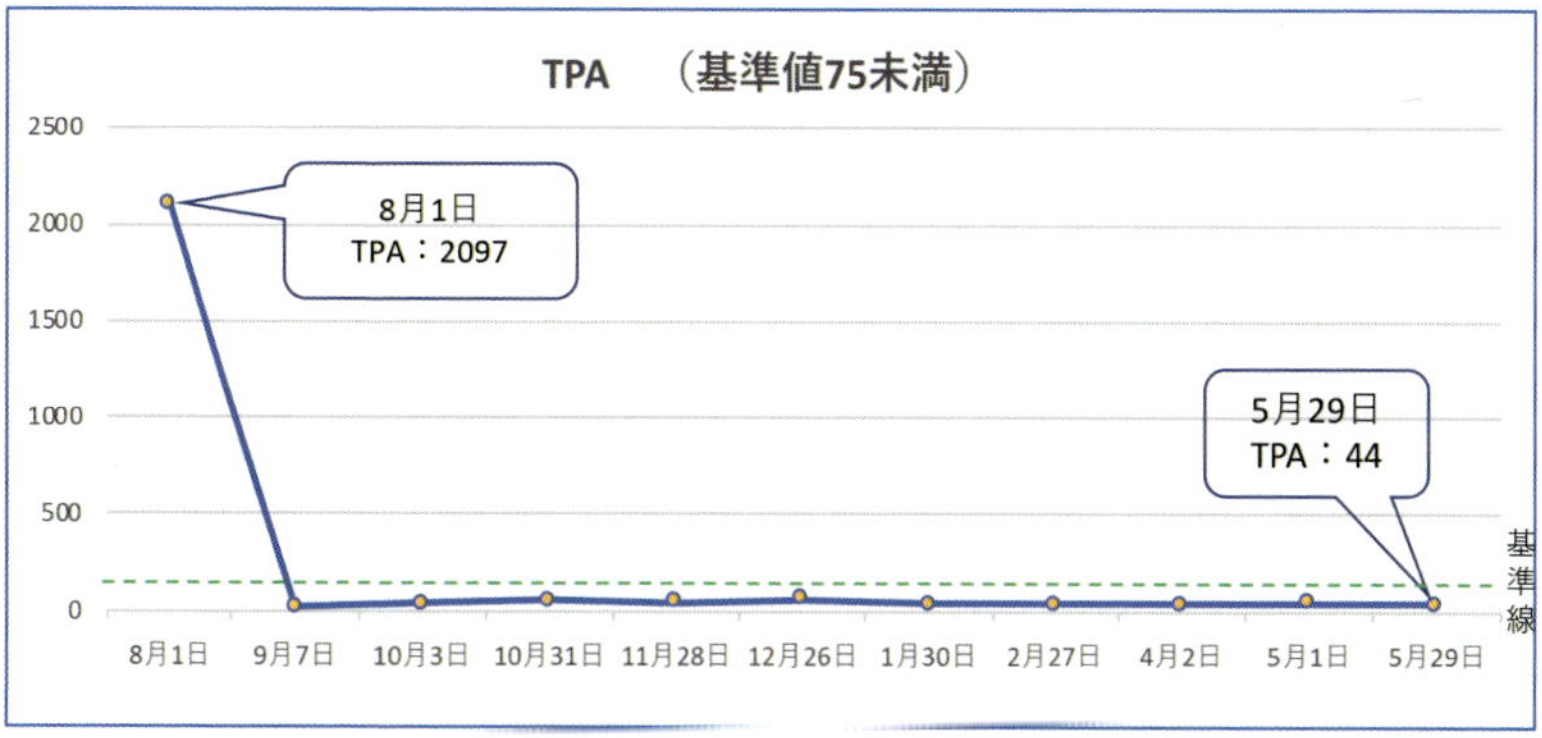


2017年6月　持病があり定期的に病院に受診していた
レントゲン検査で異常を指摘され、精密検査。
その後、がん治療では転院となる。
2か月後、抗がん剤治療と併用で遺伝子治療を開始する。

血液検査より**腫瘍マーカーは基準値以下と確認**できる。

**遺伝子治療開始時　ステージⅣ　80代　男性**

非小細胞　肺腺癌　EGFR陽性

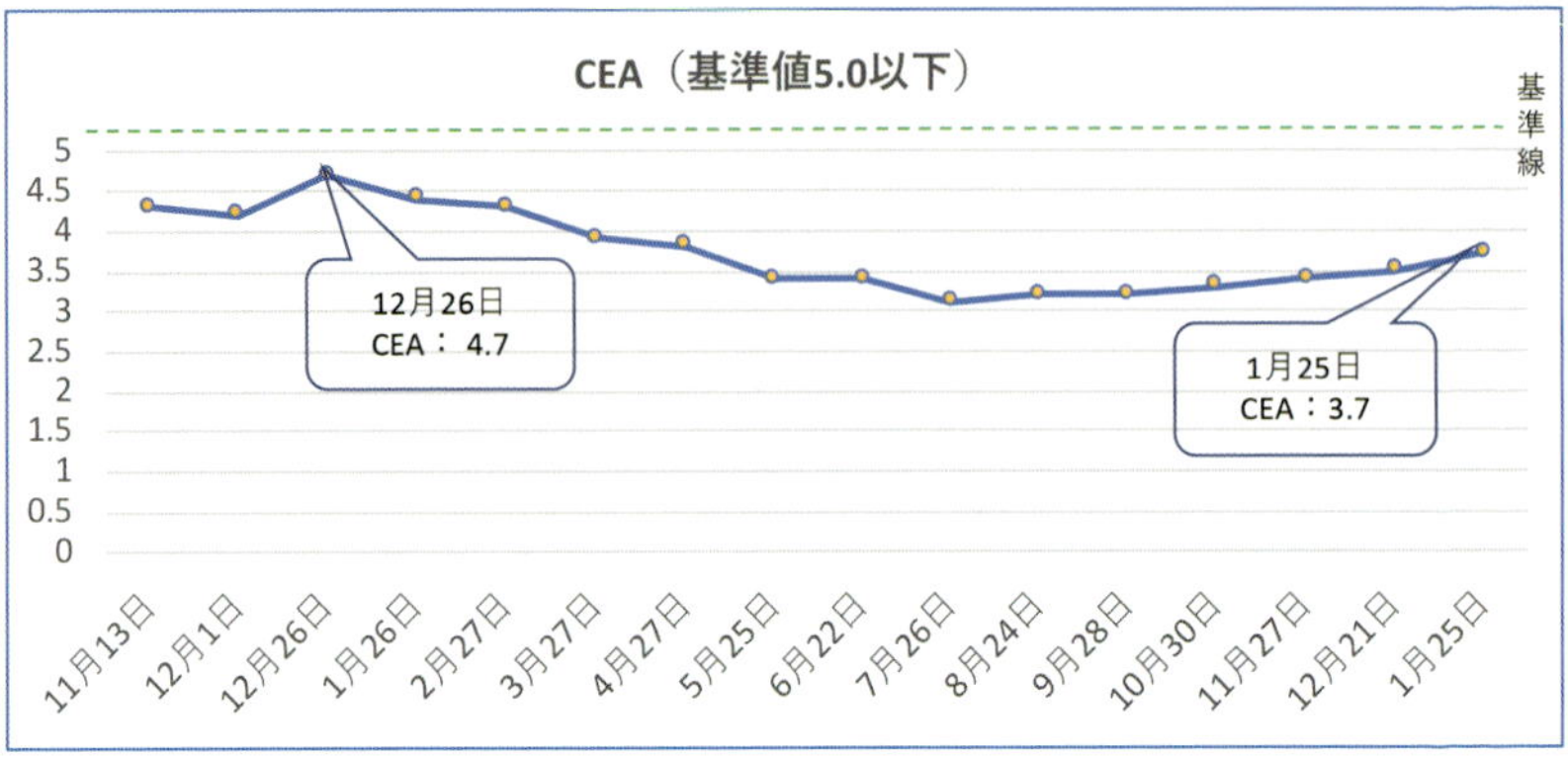


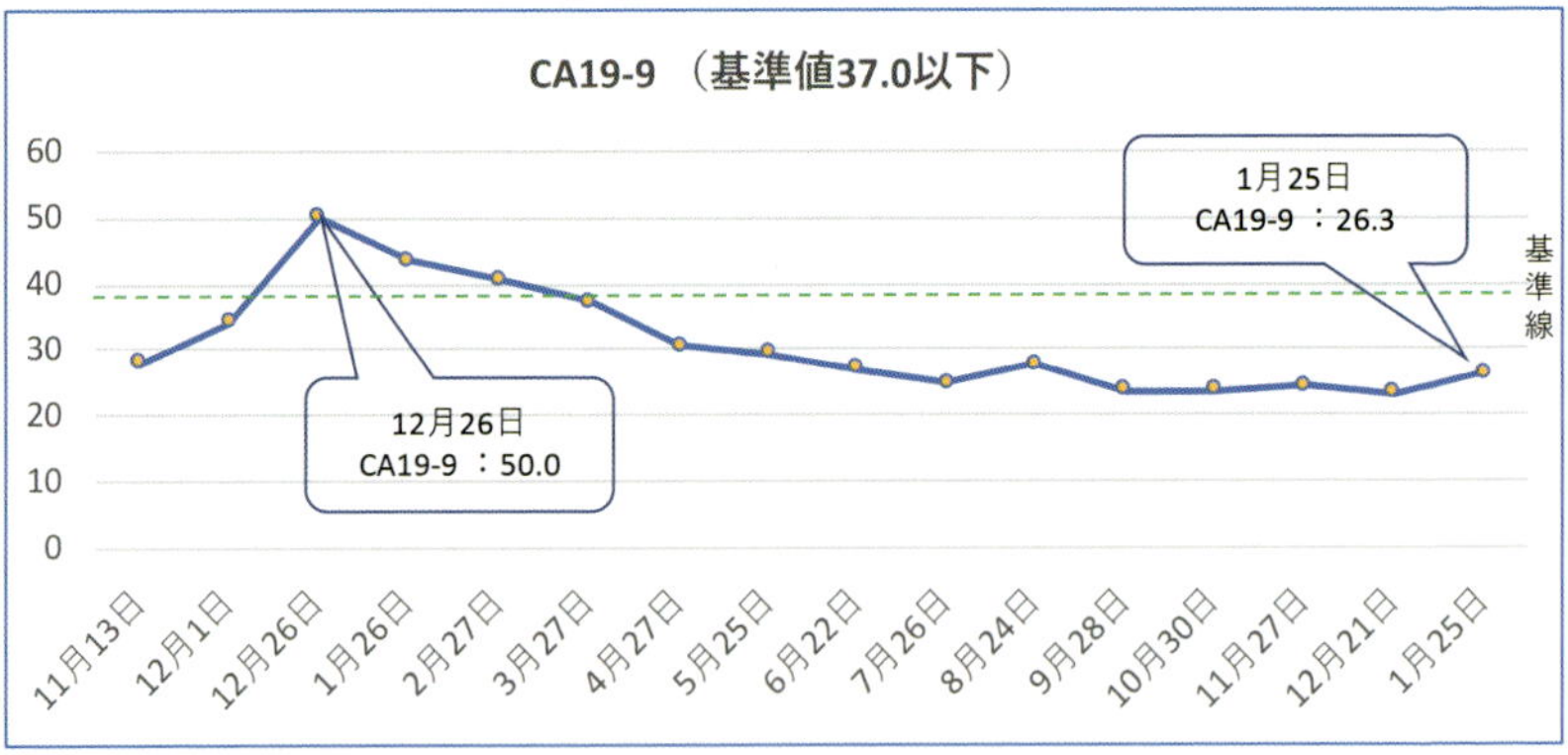


食欲不振で体重9kg減少。大学病院にて精密検査。
肺腺癌のステージⅣ　EGFR陽性　と確定診断となる。

手術は不可、分子標的薬（イレッサ）治療となる。

イレッサ開始2カ月後より、遺伝子治療も併用治療開始。

血液検査より、**腫瘍マーカーも基準値内での更なる減少と基準値以下へと確認**できる。

**遺伝子治療開始時　ステージⅣ　60代　男性**

胸腺がん　胸膜播種　心嚢膜浸潤　心タンポナーゼ　肝転移

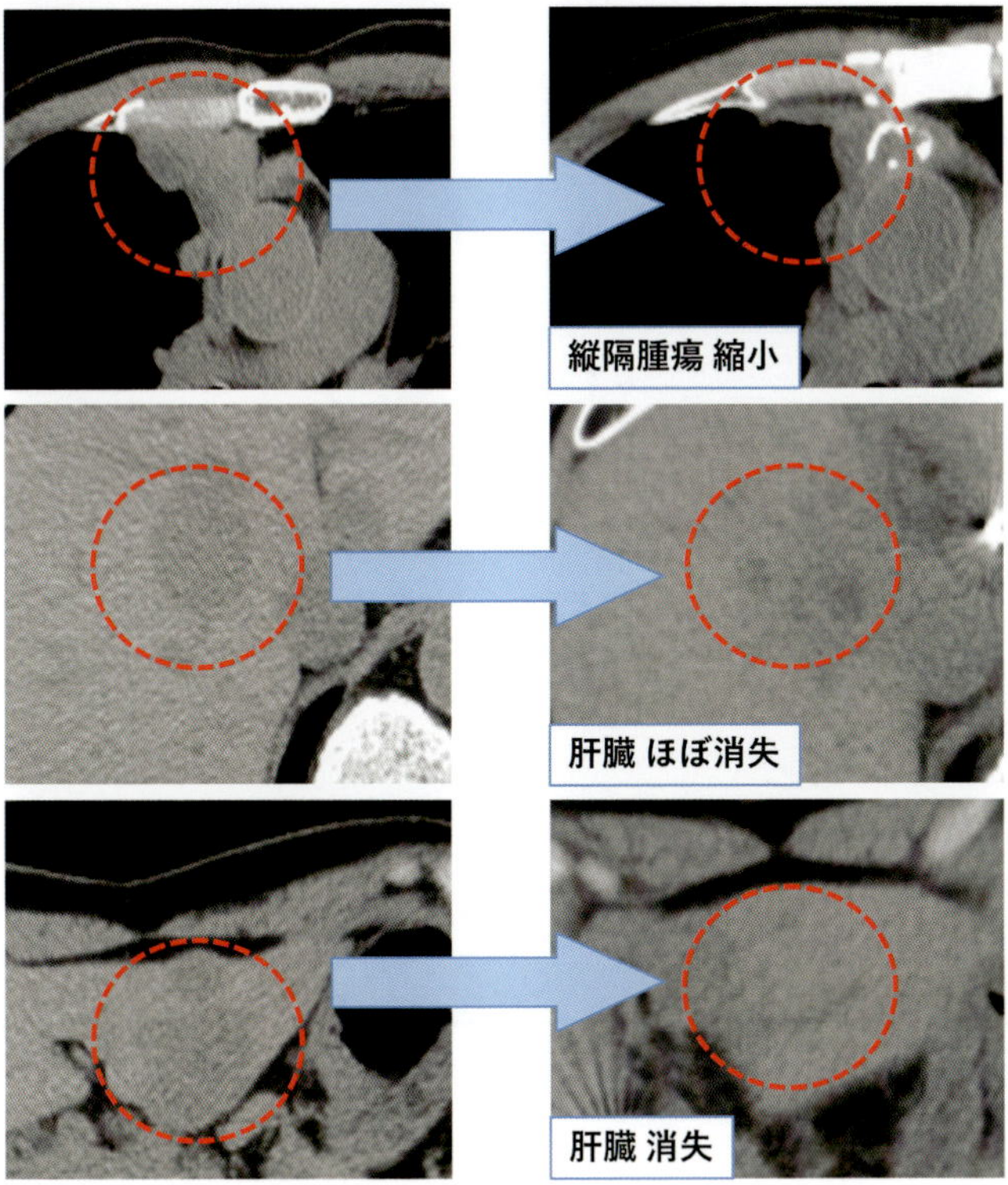


人間ドックで発見され、大学病院で精密検査で、胸腺癌と診断される。
抗がん剤、カルボプラチン＋ドキソルビシンオンコビン＋エンドキサンを開始し、その時免疫療法も併用していた。

２年経ち、肝臓転移が見つかり、免疫療法は無効と考え、中止する。

その後抗がん剤、カルボプラチン＋パクリタキセルを開始するも白血球減少の為４クールで終了。TS-1開始に変更したが、心タンポナーゼを起こし中止。

全然改善しない病変に対し、2ヵ月後に遺伝子治療を開始する。

遺伝子治療だけで病変が改善したため、1年後、縦隔腫瘍に対して放射線治療。

多発肝転移に対しても放射線治療を追加。**胸腺がんは縮小**して不変。

**肝転移はほぼ消失**が認められる

**遺伝子治療開始時　ステージⅣ　80代　女性**

腹膜がん　原発不明から濾胞リンパ腫診断　腹腔内再燃

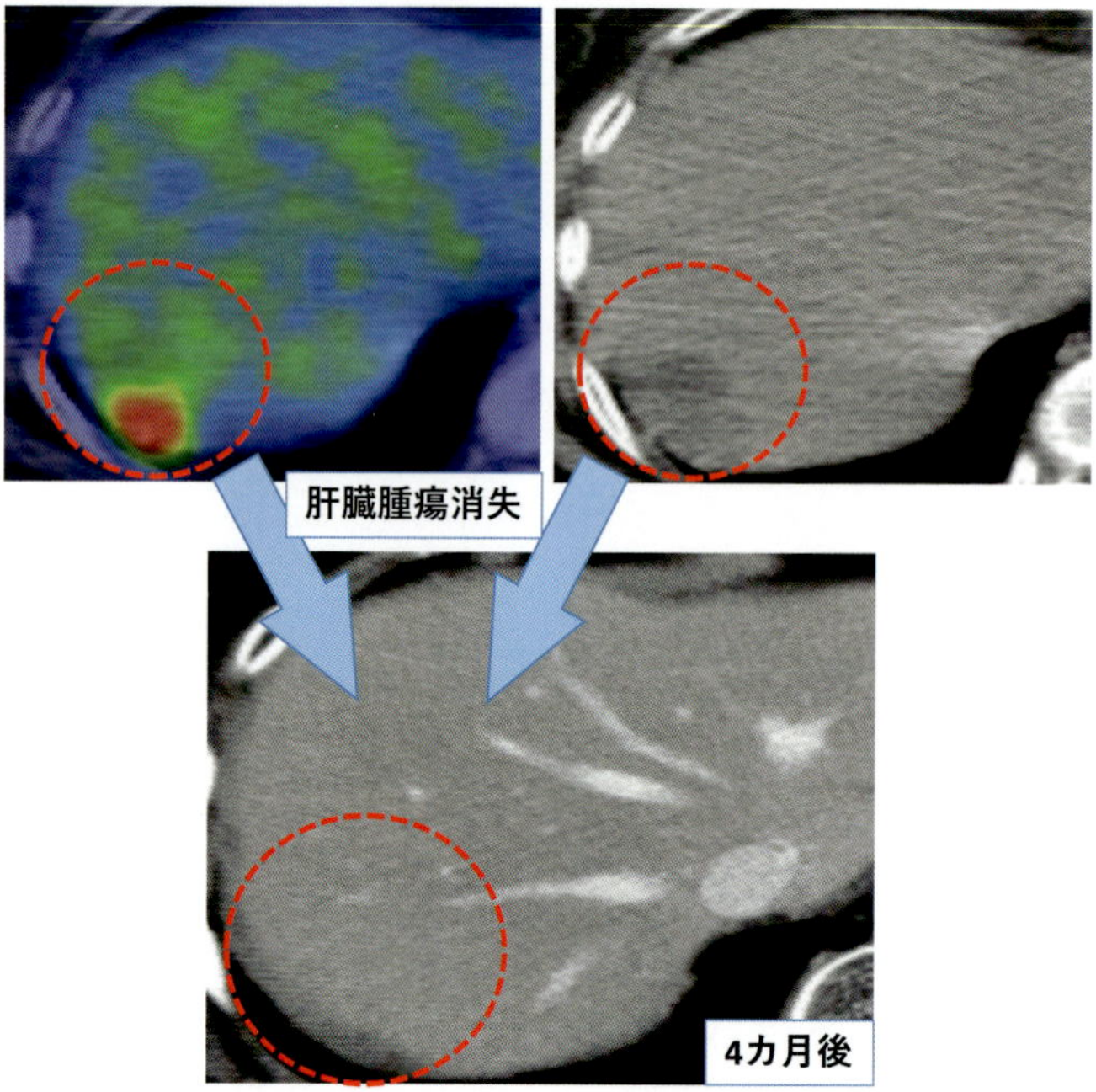


腹水が溜まり、総合病院で精密検査。原発不明の腹膜がんと診断される
手術不可。パクリタキセル＋カルボプラチン＋（アバスチン1回のみ）を6回。

治療前はCA125→2226　抗がん剤治療後、8.9へ低下。その後のPET-CT検査で
頚部と腹部に腫瘍が見つかり、改めて頚部生検。濾胞性リンパ腫と診断される。

抗がん剤、R-CHOP治療を6回施行し、その後消失した。

1年後、頚部・腹部に再燃した為、抗がん剤治療再開。

CVポートで、リツキサン＋トレアクチン治療では、腫瘍増大。その後リツキサン単独に変更し、一度寛解させたのち、パクリタキセル＋カルボプラチンを施行するも副作用が強く中止。ドセタキセルに変更後、増大傾向（TMは低下）しその後は腫瘍増大傾向。

再燃から6カ月後、遺伝子治療を開始し、その1カ月後、放射線治療+遺伝子併用となり、**難治性の肝臓腫瘍は縮小**した。

## 主な部位別にみた罹患率の年次推移〔1995-2014年 全年齢〕

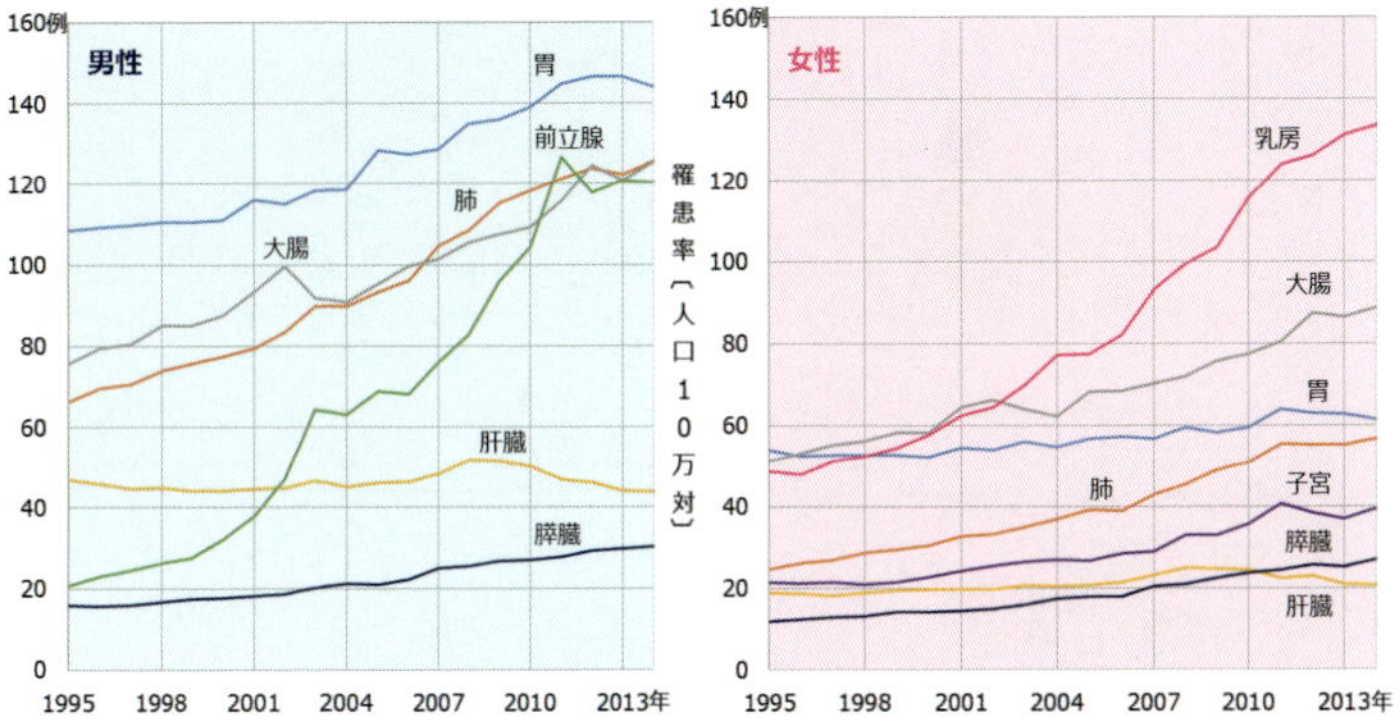


## 主な部位別にみた死亡率の年次推移〔1998-2017年 全年齢〕

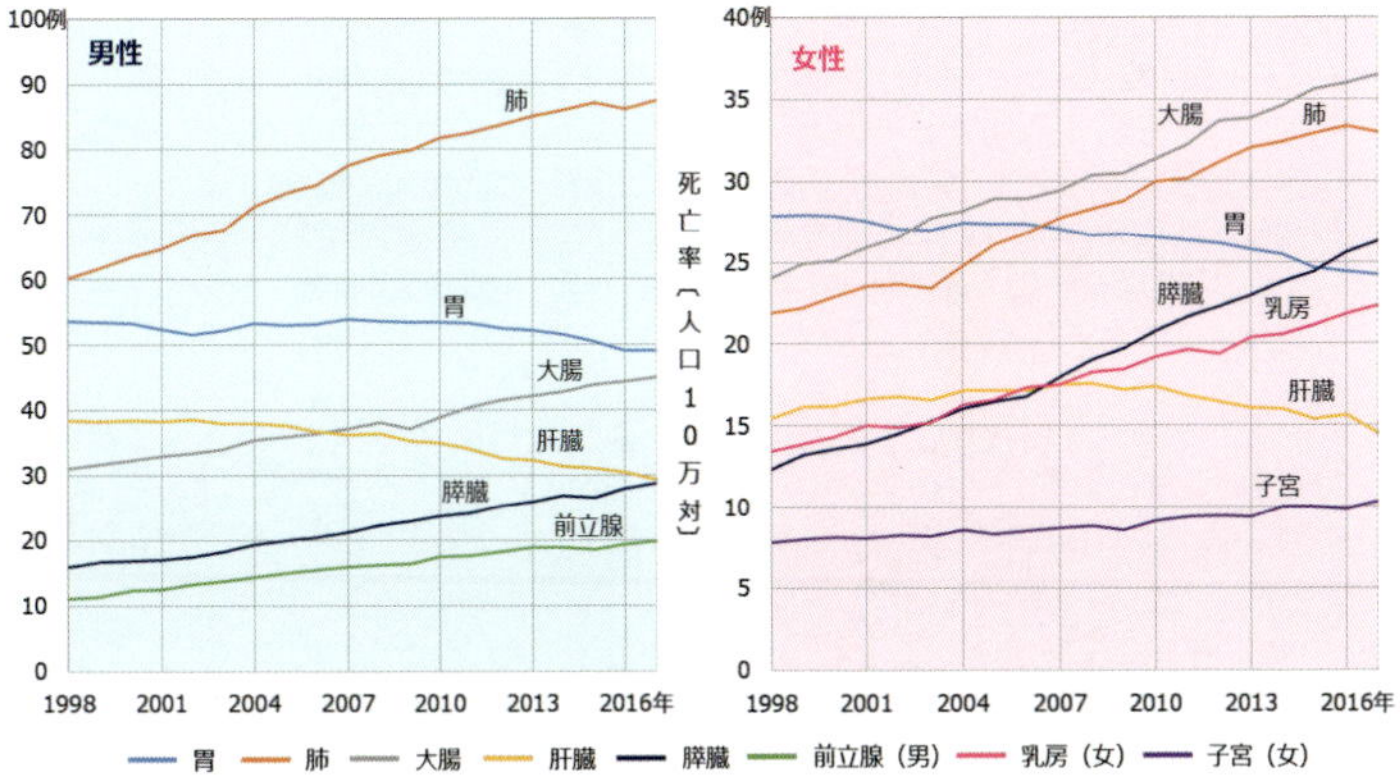


## 部位別 罹患値・死亡値・生存率集計表の説明

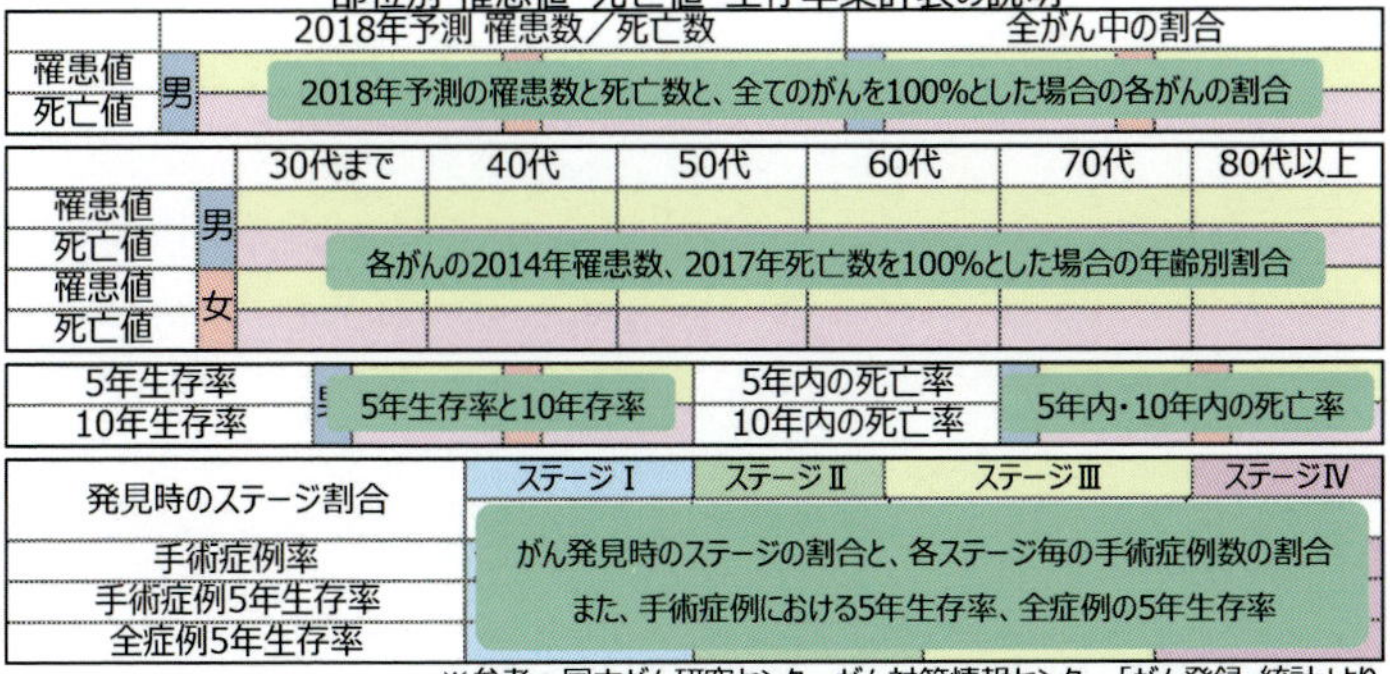

| | | 2018年予測 罹患数／死亡数 | | | 全がん中の割合 | | |
|---|---|---|---|---|---|---|---|
| 罹患値 | 男 | 2018年予測の罹患数と死亡数と、全てのがんを100%とした場合の各がんの割合 | | | | | |
| 死亡値 | | | | | | | |

| | | 30代まで | 40代 | 50代 | 60代 | 70代 | 80代以上 |
|---|---|---|---|---|---|---|---|
| 罹患値 | 男 | 各がんの2014年罹患数、2017年死亡数を100%とした場合の年齢別割合 | | | | | |
| 死亡値 | | | | | | | |
| 罹患値 | 女 | | | | | | |
| 死亡値 | | | | | | | |

| 5年生存率 | | 5年生存率と10年生存率 | 5年内の死亡率 | 5年内・10年内の死亡率 |
|---|---|---|---|---|
| 10年生存率 | | | 10年内の死亡率 | |

| | | ステージⅠ | ステージⅡ | ステージⅢ | ステージⅣ |
|---|---|---|---|---|---|
| 発見時のステージ割合 | | がん発見時のステージの割合と、各ステージ毎の手術症例数の割合 | | | |
| 手術症例率 | | | | | |
| 手術症例5年生存率 | | また、手術症例における5年生存率、全症例の5年生存率 | | | |
| 全症例5年生存率 | | | | | |

※参考：国立がん研究センター がん対策情報センター「がん登録・統計」より

## 全がん

| | | 2018年予測 罹患数／死亡数 | | | 全がん中の割合 | | | |
|---|---|---|---|---|---|---|---|---|
| 罹患値 | 男 | 574,800例 | 女 | 438,700例 | 男 | 100.0% | 女 | 100.0% |
| 死亡値 | | 223,000人 | | 157,000人 | | 100.0% | | 100.0% |

以下の表は全がんの2014年罹患数、2017年死亡数の年齢別割合を示しています

| | | 30代まで | 40代 | 50代 | 60代 | 70代 | 80代以上 |
|---|---|---|---|---|---|---|---|
| 罹患値 | 男 | 0.9% | 2.7% | 8.2% | 26.8% | 36.3% | 24.4% |
| 死亡値 | | 0.3% | 1.4% | 4.8% | 19.5% | 32.8% | 41.0% |
| 罹患値 | 女 | 2.9% | 8.7% | 11.9% | 21.7% | 25.6% | 28.1% |
| 死亡値 | | 0.7% | 2.8% | 5.9% | 14.8% | 23.7% | 52.0% |

| | | | | | | | | |
|---|---|---|---|---|---|---|---|---|
| 5年生存率 | 男 | 59.1% | 女 | 66.0% | 5年内の死亡率 | 男 40.9% | 女 | 34.0% |
| 10年生存率 | | - | | - | 10年内の死亡率 | - | | - |

| | | | | |
|---|---|---|---|---|
| 発見時のステージ割合 | 38.0% | 22.7% | 17.5% | 21.8% |
| 手術症例率 | Ⅰ 89.5% | Ⅱ 71.1% | Ⅲ 57.3% | Ⅳ 28.0% |
| 手術症例5年生存率 | 94.8% | 84.5% | 67.5% | 36.1% |
| 全症例5年生存率 | 91.9% | 82.9% | 53.8% | 22.2% |

・全がんを見ると罹患数は1985年以降、常に増加しているが、死亡数は1990年以降減少している。罹患率の増加は環境や高齢化に影響していて、死亡数の減少は早期発見、早期治療など医学の進歩によるものである。

・全がんで見ると2018年（予想）では罹患数は100万人を超えました。死亡数は逆に38万人程度と低下しています。**※罹患数＝男性57.5万・女性43.8万　死亡数＝男性22.3万・女性15.7万**

・部位別罹患数の順位は、**男女計＝①大腸　②胃　③肺　④乳房　⑤前立腺**

**男性＝①胃　②大腸　③肺　④前立腺　⑤肝臓　　女性＝①乳房　②大腸　③胃　④肺　⑤子宮**

・部位別死亡数の順位は、**男女計＝①肺　②大腸　③胃　④膵臓　⑤肝臓**

**男性＝①肺　②胃　③大腸　④肝臓　⑤膵臓　　女性＝①大腸　②肺　③膵臓　④胃　⑤乳房**

## 胃がん

| | | 2018年予測 罹患数／死亡数 | | | 全がん中の割合 | | | |
|---|---|---|---|---|---|---|---|---|
| 罹患値 | 男 | 87,800例 | 女 | 40,900例 | 男 | 15.3% | 女 | 9.3% |
| 死亡値 | | 30,000人 | | 15,800人 | | 13.5% | | 10.1% |

以下の表は胃がんの2014年罹患数、2017年死亡数の年齢別割合を示しています

| | | 30代まで | 40代 | 50代 | 60代 | 70代 | 80代以上 |
|---|---|---|---|---|---|---|---|
| 罹患値 | 男 | 0.4% | 2.0% | 8.0% | 27.0% | 37.8% | 24.6% |
| 死亡値 | | 0.3% | 1.4% | 4.1% | 19.3% | 33.4% | 41.4% |
| 罹患値 | 女 | 1.1% | 3.4% | 7.5% | 20.1% | 31.0% | 36.6% |
| 死亡値 | | 0.6% | 2.2% | 4.2% | 12.7% | 21.5% | 58.8% |

| | | | | | | | | |
|---|---|---|---|---|---|---|---|---|
| 5年生存率 | 男 | 65.3% | 女 | 63.0% | 5年内の死亡率 | 男 34.7% | 女 | 37.0% |
| 10年生存率 | | 61.3% | | 58.2% | 10年内の死亡率 | 38.7% | | 41.8% |

| | | | | |
|---|---|---|---|---|
| 発見時のステージ割合 | 65.4% | 7.8% | 9.2% | 17.6% |
| 手術症例率 | Ⅰ 58.3% | Ⅱ 96.0% | Ⅲ 94.8% | Ⅳ 28.6% |
| 手術症例5年生存率 | 95.2% | 65.9% | 50.6% | 18.4% |
| 全症例5年生存率 | 97.4% | 63.9% | 48.3% | 6.9% |

**胃がんの罹患数は、全がん中で男性1位　女性3位　総合で2位である。しかし死亡数は、全がん中で男性2位　女性4位　総合で3位である。**

罹患率は最近横ばいとなり、死亡率は減少が強くなっています。

・胃がんは日本人に多く、多量の塩分・ピロリ菌・喫煙に関係。

・検診による早期発見・早期治療やピロリ菌の除菌などにより罹患率は横ばい、死亡率は減少傾向。しかし高齢者などまだまだ進行して見つかる場合もあり、進行例における死亡率はまだ高値である。

**一口メモ：胃がんは早期に見つかれば、殆どが治癒します。胃がん検診などをちゃんと行い、お腹に異変があったら調べてもらうことをお勧めします。毎年胃がん検診を受けることが大切です。**

## 大腸がん（結腸+直腸）

| | 2018年予測 罹患数／死亡数 | | | | 全がん中の割合 | | | |
|---|---|---|---|---|---|---|---|---|
| 罹患値 | 男 | 87,200例 | 女 | 64,900例 | 男 | 15.2% | 女 | 14.8% |
| 死亡値 | 男 | 28,700人 | 女 | 24,800人 | 男 | 12.9% | 女 | 15.8% |

以下の表は大腸がんの2014年罹患数、2017年死亡数の年齢別割合を示しています

| | | 30代まで | 40代 | 50代 | 60代 | 70代 | 80代以上 |
|---|---|---|---|---|---|---|---|
| 罹患値 | 男 | 1.0% | 3.8% | 10.4% | 29.2% | 33.9% | 21.4% |
| 死亡値 | 男 | 0.5% | 2.1% | 6.4% | 22.5% | 31.6% | 36.8% |
| 罹患値 | 女 | 1.1% | 4.4% | 9.3% | 21.6% | 29.4% | 34.0% |
| 死亡値 | 女 | 0.4% | 2.0% | 5.0% | 13.7% | 21.9% | 56.9% |

| | | | | | | | | |
|---|---|---|---|---|---|---|---|---|
| 5年生存率 | 男 | 72.2% | 女 | 69.6% | 5年内の死亡率 | 男 | 27.8% | 女 30.4% |
| 10年生存率 | 男 | - | 女 | - | 10年内の死亡率 | 男 | - | 女 - |

| | | | | |
|---|---|---|---|---|
| 発見時のステージ割合 | 26.4% | 22.9% | 29.3% | 21.4% |
| 手術症例率 | Ⅰ 90.1% | Ⅱ 98.6% | Ⅲ 98.8% | Ⅳ 69.9% |
| 手術症例5年生存率 | 99.6% | 90.8% | 84.6% | 30.0% |
| 全症例5年生存率 | 98.5% | 89.9% | 84.2% | 22.0% |

**大腸がんの罹患数は、全がん中で男性2位　女性2位　総合で1位である。しかし死亡数は、全がん中で男性3位　女性1位　総合で2位である。**

大腸がんは年々罹患率・死亡率とも増加傾向にある。日本人は胃がんが多く大腸がんは少なかったのですが、生活環境、特に食生活の欧米化（肉などの高脂肪分の摂取増加）、飲酒量の増加と共に日本人に大腸がんは増加しています。大腸がんは結腸と直腸を含み、がんの発生率は結腸が直腸の倍以上を占める。結腸の中ではS状結腸に発生が多く、転移が少ない場合は予後がいい。

**一口メモ：大腸がんの主な症状は血便、便通異常（下痢または便秘）、腹痛があるので症状があれば受診することと、毎年大腸がん検診を受けることが大切です。**

## 肺がん

| | 2018年予測 罹患数／死亡数 | | | | 全がん中の割合 | | | |
|---|---|---|---|---|---|---|---|---|
| 罹患値 | 男 | 84,500例 | 女 | 40,600例 | 男 | 14.7% | 女 | 9.3% |
| 死亡値 | 男 | 55,100人 | 女 | 22,400人 | 男 | 24.7% | 女 | 14.3% |

以下の表は肺がんの2014年罹患数、2017年死亡数の年齢別割合を示しています

| | | 30代まで | 40代 | 50代 | 60代 | 70代 | 80代以上 |
|---|---|---|---|---|---|---|---|
| 罹患値 | 男 | 0.3% | 1.7% | 6.5% | 25.8% | 36.7% | 29.0% |
| 死亡値 | 男 | 0.1% | 0.9% | 3.8% | 19.4% | 34.7% | 41.0% |
| 罹患値 | 女 | 0.5% | 2.5% | 7.1% | 24.3% | 32.9% | 32.6% |
| 死亡値 | 女 | 0.2% | 1.2% | 3.3% | 13.8% | 26.5% | 55.0% |

| | | | | | | | | |
|---|---|---|---|---|---|---|---|---|
| 5年生存率 | 男 | 27.0% | 女 | 43.2% | 5年内の死亡率 | 男 | 73.0% | 女 56.8% |
| 10年生存率 | 男 | 18.1% | 女 | 31.2% | 10年内の死亡率 | 男 | 81.9% | 女 68.8% |

| | | | | |
|---|---|---|---|---|
| 発見時のステージ割合 | 40.1% | 7.1% | 22.3% | 30.5% |
| 手術症例率 | Ⅰ 86.8% | Ⅱ 75.5% | Ⅲ 16.1% | Ⅳ 4.4% |
| 手術症例5年生存率 | 87.0% | 59.7% | 49.2% | 12.2% |
| 全症例5年生存率 | 82.0% | 50.2% | 21.3% | 4.9% |

**肺がんの罹患数は、全がん中で男性3位　女性4位　総合で3位である。しかし死亡数は、全がん中で男性1位　女性2位　総合で1位である。**

肺がんの組織型分類は小細胞肺がんと非小細胞肺がん（腺癌、扁平上皮癌、大細胞がん）に分類され、発生する場所や特徴が異なる。肺がんの半数以上がステージⅢ以上で発見されるので、手術率は低下し生存率も低下する。

**一口メモ：腺癌（55%）は肺野型で男女比2：1、女性の肺がんの70%は腺癌。扁平上皮癌（25%）は肺門型で喫煙者に多く、男性に多い。大細胞癌（数%）は肺野型で男性に多く進行が速い。小細胞癌（15%）は肺門型で喫煙者、男性に多く早期転移しやすい。毎年肺がん検診を受けることが大切です。**

## 前立腺がん

| | 2018年予測 罹患数／死亡数 | | | | 全がん中の割合 | | | |
|---|---|---|---|---|---|---|---|---|
| 罹患値 | 男 | 78,400例 | 女 | | 男 | 13.6% | 女 | |
| 死亡値 | | 12,400人 | | | | 5.6% | | |

以下の表は前立腺がんの2014年罹患数、2017年死亡数の年齢別割合を示しています

| | | 30代まで | 40代 | 50代 | 60代 | 70代 | 80代以上 |
|---|---|---|---|---|---|---|---|
| 罹患値 | 男 | 0.0% | 0.2% | 4.2% | 27.7% | 45.4% | 22.4% |
| 死亡値 | | 0.0% | 0.1% | 1.0% | 8.9% | 27.6% | 62.3% |
| 罹患値 | 女 | | | | | | |
| 死亡値 | | | | | | | |

| | | | | | | | | |
|---|---|---|---|---|---|---|---|---|
| 5年生存率 | 男 | 97.5% | 女 | | 5年内の死亡率 | 男 | 2.5% | 女 |
| 10年生存率 | | 78.0% | | | 10年内の死亡率 | | 22.0% | |

| 発見時のステージ割合 | 1.5% | 71.5% | 13.9% | 13.1% |
|---|---|---|---|---|
| 手術症例率 | Ⅰ 32.0% | Ⅱ 36.2% | Ⅲ 22.8% | Ⅳ 3.9% |
| 手術症例5年生存率 | 100.0% | 100.0% | 100.0% | 82.1% |
| 全症例5年生存率 | 100.0% | 100.0% | 100.0% | 65.9% |

**前立腺がんは男性の4大がんで、男性罹患数4位　死亡数6位である。欧米型生活により罹患率は急上昇、しかし治癒率が高いため死亡率は低い。**

前立腺がんは、ほとんどがステージⅡまでに発見されるので治癒率が大変高い。また進行が比較的遅いので再発しても5年生存率は98%と高い。しかし10年生存となるとやはり78%まで低下してしまう。

**一口メモ：前立腺肥大や前立腺がんのほとんどが60歳以降で発症します。がんの発生には男性ホルモンが関与していて、加齢によるホルモンバランスの変化が影響すると考えられている。進行が遅く、早期発見により治りやすいがんです。しかし自覚症状が出にくいのでPSA検診を実施していれば受診することと、人間ドッグや健康診断を受診することが大切です。**

## 乳がん

| | 2018年予測 罹患数／死亡数 | | | | 全がん中の割合 | | | |
|---|---|---|---|---|---|---|---|---|
| 罹患値 | 男 | | 女 | 86,500例 | 男 | | 女 | 19.7% |
| 死亡値 | | | | 14,800人 | | | | 9.4% |

以下の表は乳がんの2014年罹患数、2017年死亡数の年齢別割合を示しています

| | | 30代まで | 40代 | 50代 | 60代 | 70代 | 80代以上 |
|---|---|---|---|---|---|---|---|
| 罹患値 | 男 | | | | | | |
| 死亡値 | | | | | | | |
| 罹患値 | 女 | 4.6% | 20.0% | 19.4% | 25.6% | 18.6% | 11.4% |
| 死亡値 | | 1.8% | 8.7% | 15.8% | 25.2% | 21.1% | 27.3% |

| | | | | | | | | |
|---|---|---|---|---|---|---|---|---|
| 5年生存率 | 男 | | 女 | 91.1% | 5年内の死亡率 | 男 | | 女 8.9% |
| 10年生存率 | | | | 79.3% | 10年内の死亡率 | | | 20.7% |

| 発見時のステージ割合 | 43.9% | 41.9% | 9.5% | 4.7% |
|---|---|---|---|---|
| 手術症例率 | Ⅰ 98.2% | Ⅱ 97.0% | Ⅲ 88.8% | Ⅳ 19.5% |
| 手術症例5年生存率 | 100.0% | 96.4% | 84.1% | 56.0% |
| 全症例5年生存率 | 100.0% | 96.0% | 80.8% | 38.5% |

**乳がんは女性で罹患数1位、死亡数5位である（男性にも起こることあり）。乳がんも欧米型生活により罹患率は急上昇、しかし乳房が体表にあり、触診できるので、早期発見が多く治癒率は高い。**

ほとんど（85%）がステージⅡ以下で見つかるため、手術治癒率が高い。5年生存率が高いが、この中には再発しながら5年を超える方が多く含まれ、5年死亡率が10%と同様に5年から10年でも死亡率は10%ある。乳房を4分割すると外側の下方に一番発症が多い。

**一口メモ：乳がんは40歳以降で発症が多いので、検診での早期発見をしましょう。また体表で触診しやすいので、時々自己で触診して気になるようなら受診することと、毎年乳がん検診を受けることが大切です。**

## 子宮がん

| | 2018年予測 罹患数／死亡数 | | | | 全がん中の割合 | | | |
|---|---|---|---|---|---|---|---|---|
| 罹患値 | 男 | | 女 | 27,500例 | 男 | | 女 | 6.3% |
| 死亡値 | | | | 6,700人 | | | | 4.3% |

以下の表は子宮がんの2014年罹患数、2017年死亡数の年齢別割合を示しています

| | | 30代まで | 40代 | 50代 | 60代 | 70代 | 80代以上 |
|---|---|---|---|---|---|---|---|
| 罹患値 | 男 | | | | | | |
| 死亡値 | | | | | | | |
| 罹患値 | 女 | 10.4% | 18.3% | 22.4% | 21.8% | 14.9% | 10.6% |
| 死亡値 | | 2.8% | 8.9% | 15.4% | 22.0% | 21.1% | 29.6% |

| | | | | | | | | |
|---|---|---|---|---|---|---|---|---|
| 5年生存率 | 男 | | 女 | 76.9% | 5年内の死亡率 | 男 | | 女 | 23.1% |
| 10年生存率 | | | | - | 10年内の死亡率 | | | | - |

| | Ⅰ | Ⅱ | Ⅲ | Ⅳ |
|---|---|---|---|---|
| 発見時のステージ割合 | 60.3% | 12.5% | 17.0% | 10.2% |
| 手術症例率 | 92.0% | 61.5% | 42.7% | 24.0% |
| 手術症例5年生存率 | 95.5% | 85.3% | 73.0% | 30.0% |
| 全症例5年生存率 | 94.9% | 81.6% | 64.8% | 25.8% |

**子宮がんの罹患数は女性5位、死亡数は女性8位である。子宮がんには子宮頸がんと子宮体がんがあり、70%が子宮頸がんである。**

・子宮頸がんはヒトパピローマウイルスの感染と関係があり、20代から増加して40代がピークになる。老年期に発見される頸がんは進行型が多い。以前はほとんどが扁平上皮癌であったが、最近では腺癌が急速に上昇している。

・子宮体がんは50代に多く、原因はホルモン環境と考えられている。発生は閉経前後から直後に多い（子宮頸がん、子宮体がんともにⅠ期での発見が多い）。

**一口メモ：子宮頸がんも子宮体がんも、ステージ別5年生存率に大きな差はなく、Ⅱ期まででは良い成績である。比較的若い時から子宮頸がん検診を受けることが大切です。**

## 卵巣がん

| | 2018年予測 罹患数／死亡数 | | | | 全がん中の割合 | | | |
|---|---|---|---|---|---|---|---|---|
| 罹患値 | 男 | | 女 | 10,600例 | 男 | | 女 | 2.4% |
| 死亡値 | | | | 4,800人 | | | | 3.1% |

以下の表は卵巣がんの2014年罹患数、2017年死亡数の年齢別割合を示しています

| | | 30代まで | 40代 | 50代 | 60代 | 70代 | 80代以上 |
|---|---|---|---|---|---|---|---|
| 罹患値 | 男 | | | | | | |
| 死亡値 | | | | | | | |
| 罹患値 | 女 | 5.3% | 15.8% | 22.3% | 23.8% | 16.3% | 13.5% |
| 死亡値 | | 1.6% | 8.6% | 15.4% | 23.7% | 21.2% | 29.2% |

| | | | | | | | | | |
|---|---|---|---|---|---|---|---|---|---|
| 5年生存率 | 男 | | 女 | 58.0% | 5年内の死亡率 | 男 | | 女 | 42.0% |
| 10年生存率 | | | | 43.9% | 10年内の死亡率 | | | | 56.1% |

| | Ⅰ | Ⅱ | Ⅲ | Ⅳ |
|---|---|---|---|---|
| 発見時のステージ割合 | 38.5% | 7.2% | 35.6% | 18.7% |
| 手術症例率 | 99.4% | 92.0% | 85.2% | 66.8% |
| 手術症例5年生存率 | 91.5% | 75.2% | 54.2% | 39.5% |
| 全症例5年生存率 | 91.2% | 73.3% | 47.6% | 30.1% |

**卵巣がんの罹患数は、女性12位　死亡数は女性10位である。**

卵巣腫瘍には良性・悪性・中間的な境界悪性があり、卵巣がんは40代から増加する。卵巣は子宮とは違い、腹腔内に存在するため、腹膜播種を起こしやすい。組織型分類は上皮性・胚細胞性・精索間質性があり、ほとんど（90%）が上皮性腫瘍である。また組織としては漿液性・粘液性・類内膜・明細胞があり、それぞれに異なった性格を持つ。遺伝的要因（BRCA1・2遺伝子変異）は10%程。複数の要因から起こることが多く、排卵回数が多いほど卵巣がんリスクは高くなる。

**一口メモ：ほとんどがⅠ～Ⅲ期で見つかる。初期で見つかると5年生存率は比較的高い。卵巣がんの検診はないため腹部症状で気になることがあれば受診することと、人間ドッグや健康診断を受診することが大切です。**

## 膵臓がん

| | | 2018年予測 罹患数／死亡数 | | | | 全がん中の割合 | | |
|---|---|---|---|---|---|---|---|---|
| 罹患値 | 男 | 20,200例 | 女 | 19,800例 | 男 | 3.5% | 女 | 4.5% |
| 死亡値 | 男 | 17,600人 | 女 | 17,300人 | 男 | 7.9% | 女 | 11.0% |

以下の表は膵臓がんの2014年罹患数、2017年死亡数の年齢別割合を示しています

| | | 30代まで | 40代 | 50代 | 60代 | 70代 | 80代以上 |
|---|---|---|---|---|---|---|---|
| 罹患値 | 男 | 0.4% | 2.9% | 8.8% | 28.1% | 34.4% | 25.3% |
| 死亡値 | 男 | 0.2% | 1.8% | 6.6% | 23.6% | 34.4% | 33.4% |
| 罹患値 | 女 | 0.3% | 1.9% | 5.5% | 19.2% | 30.1% | 42.9% |
| 死亡値 | 女 | 0.1% | 0.9% | 4.1% | 15.6% | 29.2% | 50.2% |

| | | | | | | | | |
|---|---|---|---|---|---|---|---|---|
| 5年生存率 | 男 | 7.9% | 女 | 7.5% | 5年内の死亡率 | 男 | 92.1% | 女 | 92.5% |
| 10年生存率 | 男 | 4.6% | 女 | 4.8% | 10年内の死亡率 | 男 | 95.4% | 女 | 95.2% |

| | | | | | | | | |
|---|---|---|---|---|---|---|---|---|
| 発見時のステージ割合 | | 6.2% | | 23.6% | | 19.0% | | 51.2% |
| 手術症例率 | I | 79.7% | II | 75.1% | III | 29.1% | IV | 7.5% |
| 手術症例5年生存率 | | 46.3% | | 22.1% | | 14.8% | | 7.8% |
| 全症例5年生存率 | | 40.1% | | 17.2% | | 5.8% | | 1.5% |

**膵臓がんの罹患数は、全がん中で男性7位　女性6位　総合で6位である。しかし死亡数は、全がん中で男性5位　女性3位　総合で4位である。**

膵臓がんは年々罹患率・死亡率とも増加傾向にある。とくに女性の罹患率は男性の数に近い。
膵臓は胃の裏側の後腹膜にあり、発見が難しく、発症して見つかった時にはステージⅣが多い。
また膵臓の周りは　血管やリンパ管が多く早期に転移しやすく、根治が難しいがんである。
5年生存率もかなり低く、ほとんどの例では3年以内に死亡する。糖尿病と喫煙と関連がある。

**一口メモ：発見しにくいがんで膵嚢胞からがん化する場合も多い。腫瘍マーカー（CA19-9）で見つかることもあり、定期的な人間ドッグや健康診断の採血や検査が必要です。**

## 肝細胞がん

| | | 2018年予測 罹患数／死亡数 | | | | 全がん中の割合 | | |
|---|---|---|---|---|---|---|---|---|
| 罹患値 | 男 | 25,700例 | 女 | 13,900例 | 男 | 4.5% | 女 | 3.2% |
| 死亡値 | 男 | 17,600人 | 女 | 9,400人 | 男 | 7.9% | 女 | 6.0% |

以下の表は肝細胞がんの2014年罹患数、2017年死亡数の年齢別割合を示しています

| | | 30代まで | 40代 | 50代 | 60代 | 70代 | 80代以上 |
|---|---|---|---|---|---|---|---|
| 罹患値 | 男 | 0.3% | 2.1% | 8.8% | 26.4% | 36.1% | 26.2% |
| 死亡値 | 男 | 0.2% | 1.0% | 5.3% | 20.4% | 32.9% | 40.2% |
| 罹患値 | 女 | 0.3% | 1.2% | 3.9% | 16.5% | 35.4% | 42.3% |
| 死亡値 | 女 | 0.2% | 0.6% | 2.0% | 9.0% | 25.3% | 62.9% |

| | | | | | | | | |
|---|---|---|---|---|---|---|---|---|
| 5年生存率 | 男 | 33.5% | 女 | 30.5% | 5年内の死亡率 | 男 | 66.5% | 女 | 69.5% |
| 10年生存率 | 男 | 9.6% | 女 | 9.1% | 10年内の死亡率 | 男 | 90.4% | 女 | 90.9% |

| | | | | | | | | |
|---|---|---|---|---|---|---|---|---|
| 発見時のステージ割合 | | 38.7% | | 25.0% | | 24.4% | | 11.9% |
| 手術症例率 | I | 38.7% | II | 26.6% | III | 25.9% | IV | 3.9% |
| 手術症例5年生存率 | | 75.2% | | 56.8% | | 34.2% | | 4.8% |
| 全症例5年生存率 | | 61.6% | | 36.0% | | 14.6% | | 1.7% |

**肝細胞がんの罹患数は、全がん中で男性5位　女性10位　総合で7位である。死亡数は、全がん中で男性4位　女性6位　総合で5位である。**

肝細胞がんの5年生存率は近年30年で上昇しました。しかし10年生存は低くまだまだ完治が難しいがんである。治療は、分子標的薬・肝動脈内化学・塞栓療法・経皮的エタノール注入・ラジオ波焼却療法・放射線治療・肝臓切除技術などである。肝細胞がんの原因は肝炎ウイルスによるものが多かったが、多量飲酒・喫煙・肥満、糖尿病などとの関連もある。

**一口メモ：肝臓は沈黙の臓器と言われていて症状が出にくい。喫煙、飲酒、肥満、糖尿病との関連があるため予防が大切で、節度ある生活と肝炎ウイルス検診の受診と、肝炎ウイルス感染者は専門医での治療が重要です。**

## 食道がん

| | | 2018年予測 罹患数／死亡数 | | | | 全がん中の割合 | | |
|---|---|---|---|---|---|---|---|---|
| 罹患値 | 男 | 19,000例 | 女 | 3,400例 | 男 | 3.3% | 女 | 0.8% |
| 死亡値 | | 9,300人 | | 2,000人 | | 4.2% | | 1.3% |

以下の表は食道がんの2014年罹患数、2017年死亡数の年齢別割合を示しています

| | | 30代まで | 40代 | 50代 | 60代 | 70代 | 80代以上 |
|---|---|---|---|---|---|---|---|
| 罹患値 | 男 | 0.2% | 1.9% | 10.5% | 33.5% | 37.4% | 16.5% |
| 死亡値 | | 0.1% | 1.2% | 6.4% | 27.2% | 37.9% | 27.2% |
| 罹患値 | 女 | 0.6% | 3.4% | 12.1% | 26.0% | 30.1% | 27.8% |
| 死亡値 | | 0.3% | 2.6% | 6.8% | 19.0% | 29.4% | 41.8% |

| | | | | | | | | |
|---|---|---|---|---|---|---|---|---|
| 5年生存率 | 男 | 36.0% | 女 | 43.9% | 5年内の死亡率 | 男 | 64.0% | 女 | 56.1% |
| 10年生存率 | | 24.0% | | 32.4% | 10年内の死亡率 | | 76.0% | | 67.6% |

| | | | | |
|---|---|---|---|---|
| 発見時のステージ割合 | 25.3% | 19.0% | 29.1% | 26.6% |
| 手術症例率 | Ⅰ 26.9% | Ⅱ 62.2% | Ⅲ 47.2% | Ⅳ 16.5% |
| 手術症例5年生存率 | 84.6% | 64.5% | 43.4% | 37.6% |
| 全症例5年生存率 | 87.4% | 57.3% | 30.8% | 14.0% |

**食道がんの罹患数は、全がん中で男性8位　女性18位　総合で14位である。死亡数は、全がん中で男性8位　女性16位　総合で9位である。**

食道がんは男性に多く、女性の5～6倍。喫煙と飲酒に関係する。食道がんは重複がんの割合が20%と高く、胃がんや咽頭・喉頭がんと重複しやすい。食道中部に多く、症状としては胸の違和感、飲食物のつかえ感、体重減少、咳、声のかすれなどで発症するが、検診で見つかるケースも多々ある。扁平上皮癌と腺癌があるが90%以上が扁平上皮癌である。

**一口メモ：食道には漿膜がなく、筋層が多いので転移を起こしやすく、早期よりリンパ節転移や血行性転移を起こす。また壁内のスキップ病変も多く出現。毎年胃がん検診（食道や十二指腸も観察することが可能なため）を受けることが大切です。**

## 胆道がん（胆のう・胆管がん）

| | | 2018年予測 罹患数／死亡数 | | | | 全がん中の割合 | | |
|---|---|---|---|---|---|---|---|---|
| 罹患値 | 男 | 11,500例 | 女 | 11,200例 | 男 | 2.0% | 女 | 2.6% |
| 死亡値 | | 9,400人 | | 9,200人 | | 4.2% | | 5.9% |

以下の表は胆道がんの2014年罹患数、2017年死亡数の年齢別割合を示しています

| | | 30代まで | 40代 | 50代 | 60代 | 70代 | 80代以上 |
|---|---|---|---|---|---|---|---|
| 罹患値 | 男 | 0.2% | 1.0% | 4.6% | 19.9% | 36.9% | 37.2% |
| 死亡値 | | 0.1% | 0.8% | 3.1% | 15.5% | 31.3% | 49.2% |
| 罹患値 | 女 | 0.2% | 0.9% | 3.5% | 12.2% | 28.3% | 54.9% |
| 死亡値 | | 0.1% | 0.5% | 2.3% | 9.8% | 21.1% | 66.1% |

| | | | | | | | | | |
|---|---|---|---|---|---|---|---|---|---|
| 5年生存率 | 男 | 23.9% | 女 | 21.1% | 5年内の死亡率 | 男 | 70.1% | 女 | 78.9% |
| 10年生存率 | | 18.5% | | 15.5% | 10年内の死亡率 | | 81.5% | | 84.5% |

| | | | | |
|---|---|---|---|---|
| 発見時のステージ割合 | 30.7% | 28.0% | 12.8% | 28.5% |
| 手術症例率 | Ⅰ 80.6% | Ⅱ 65.9% | Ⅲ 45.2% | Ⅳ 10.7% |
| 手術症例5年生存率 | 64.8% | 36.1% | 24.5% | 7.0% |
| 全症例5年生存率 | 56.7% | 26.1% | 12.8% | 2.4% |

**胆道がんの罹患数は、全がん中で男性13位　女性11位　総合で13位である。死亡数は、全がん中で男性7位　女性7位　総合で6位である。**

胆道がんはやや男性の方が多いが、女性にも多いがんである。死亡率は膵臓がんのように高いがんで初期でも治り難い。胆のうがんと胆管がんに分かれる。70代から発症が多くなり、ステージⅡ以上は５年生存率が低下する。症状としては黄疸・白色便・尿濃染・かゆみ・腹痛などがある。胆管は併走する脈管やリンパが多く、管も細いので直ぐに浸潤や転移、播種を起こす。

**一口メモ：胆道がんのほとんどが60歳以上で発症する。手術や放射線治療によりある程度、抑えることもできるので60歳を超えても人間ドッグや健康診断の検査は重要です。**

## 腎臓がん・尿路がん（膀胱除く）

| | 2018年予測 罹患数／死亡数 | | | | 全がん中の割合 | | | |
|---|---|---|---|---|---|---|---|---|
| 罹患値 | 男 | 21,400例 | 女 | 10,300例 | 男 | 3.7% | 女 | 2.3% |
| 死亡値 | 男 | 6,500人 | 女 | 3,500人 | 男 | 2.9% | 女 | 2.2% |

以下の表は腎臓・尿路がんの2014年罹患数、2017年死亡数の年齢別割合を示しています

| | | 30代まで | 40代 | 50代 | 60代 | 70代 | 80代以上 |
|---|---|---|---|---|---|---|---|
| 罹患値 | 男 | 1.6% | 5.7% | 11.9% | 28.6% | 32.0% | 19.9% |
| 死亡値 | 男 | 0.2% | 1.5% | 4.6% | 18.6% | 31.2% | 43.7% |
| 罹患値 | 女 | 1.2% | 4.7% | 10.3% | 21.0% | 30.6% | 31.8% |
| 死亡値 | 女 | 0.2% | 0.9% | 2.8% | 10.2% | 23.7% | 62.1% |

| | | | | | | | | | |
|---|---|---|---|---|---|---|---|---|---|
| 5年生存率 | 男 | 70.6% | 女 | 66.6% | 5年内の死亡率 | 男 | 29.4% | 女 | 33.4% |
| 10年生存率 | 男 | 59.3% | 女 | 57.1% | 10年内の死亡率 | 男 | 40.7% | 女 | 42.9% |

| | Ⅰ | Ⅱ | Ⅲ | Ⅳ |
|---|---|---|---|---|
| 発見時のステージ割合 | 50.2% | 10.7% | 10.8% | 28.3% |
| 手術症例率 | 93.6% | 95.0% | 92.1% | 41.9% |
| 手術症例5年生存率 | 98.1% | 85.9% | 74.7% | 29.6% |
| 全症例5年生存率 | 96.9% | 83.3% | 71.4% | 15.2% |

**腎臓がん＋尿路がんの罹患数は、全がん中で男性6位　女性13位　総合で9位である。死亡数は、全がん中で男性10位　女性11位　総合で11位である。**

腎臓のがんは大きく分けて、腎細胞がんと腎盂など尿路がんに分かれる。症状がでることはまれで肉眼的血尿などありますが、現在では80%ぐらいが尿、画像検査で見つかります。

腎細胞がんは腎臓の細胞から作られ、転移して発見されることも多々あります。腎盂がんなど尿路がんは移行上皮という細胞からなり、膀胱など尿路に転移することも多い（30%）。

**一口メモ：腎臓のがんは検査（尿検査・画像検査）で見つかることが多く、遠隔転移がない場合、治癒しやすいのでちゃんと人間ドッグや健康診断を受診しましょう。**

## 膀胱がん

| | 2018年予測 罹患数／死亡数 | | | | 全がん中の割合 | | | |
|---|---|---|---|---|---|---|---|---|
| 罹患値 | 男 | 15,400例 | 女 | 5,400例 | 男 | 2.7% | 女 | 1.2% |
| 死亡値 | 男 | 6,300人 | 女 | 2,800人 | 男 | 2.8% | 女 | 1.8% |

以下の表は膀胱がんの2014年罹患数、2017年死亡数の年齢別割合を示しています

| | | 30代まで | 40代 | 50代 | 60代 | 70代 | 80代以上 |
|---|---|---|---|---|---|---|---|
| 罹患値 | 男 | 0.3% | 1.4% | 6.5% | 23.1% | 33.6% | 35.0% |
| 死亡値 | 男 | 0.1% | 0.6% | 2.4% | 13.2% | 25.2% | 58.4% |
| 罹患値 | 女 | 0.6% | 1.5% | 4.7% | 14.6% | 28.1% | 50.4% |
| 死亡値 | 女 | 0.1% | 0.6% | 1.6% | 7.2% | 17.8% | 72.7% |

| | | | | | | | | | |
|---|---|---|---|---|---|---|---|---|---|
| 5年生存率 | 男 | 78.9% | 女 | 66.8% | 5年内の死亡率 | 男 | 21.1% | 女 | 33.2% |
| 10年生存率 | 男 | 74.6% | 女 | 62.8% | 10年内の死亡率 | 男 | 25.4% | 女 | 37.2% |

| | Ⅰ | Ⅱ | Ⅲ | Ⅳ |
|---|---|---|---|---|
| 発見時のステージ割合 | 50.9% | 20.6% | 15.7% | 12.8% |
| 手術症例率 | 96.9% | 91.9% | 85.9% | 61.5% |
| 手術症例5年生存率 | 87.1% | 76.0% | 56.3% | 37.8% |
| 全症例5年生存率 | 86.6% | 73.6% | 51.0% | 25.8% |

**膀胱がんの罹患数は、全がん中で男性11位　女性16位　総合で15位である。死亡数は、全がん中で男性11位　女性13位　総合で12位である。**

膀胱がんは90%以上が尿路上皮癌である。比較的早い時期から肉眼的血尿や膀胱刺激症状が現れるので、半分以上がステージⅠで見つかる。60歳以上の男性に多く、男性の50%、女性の30%が喫煙に起因するともいわれている。カリフラワー状の筋層非浸潤性と筋層浸潤性と転移性がある。筋層非浸潤性に対しては経尿道的膀胱腫瘍切除術・BCG・膀胱内化学療法などがあります。

**一口メモ：膀胱がんは深達度が大変重要で浸潤や転移などで予後が決まります。血尿で見つかるので日々注意したり、60歳からは人間ドッグや健康診断を受診しましょう。**

# はじめに
## 遺伝子治療は異常になった遺伝子を正常に戻すための治療

がんになるのは年間一〇〇万人。死亡数は三七万人です。一生涯では、二人に一人ががんになるという計算になります。縁起でもないと言われるかもしれませんが、これは事実として受け入れなくてはならないことで、だれもが、がんを覚悟しないといけない時代に突入しています。

病気のことは難しくてよくわからないから医者に任せておくという方もいます。車やパソコンの故障だったら専門家に任せておけばいいでしょう。しかし、自分の体の故障です。命がかかっている場合もあります。それを他人任せでいいのでしょうか。もちろん、高度に専門的なことはわからなくても、基本的なことは勉強しておくべきだと思います。

がんの場合、医者に任せておけば、多くの場合、手術をしましょう、抗がん剤です、放射線治療です、といった治療をすすめられます。いわゆる三大療法とか標準治療と呼ばれているものです。

もちろん、標準治療は現代医学の研究の積み重ねがありますから、ある一定の効果は期待できます。それに近年、標準治療は大変進歩していて、それだけで治る方もいます。

しかし、進行したり再発したがんだと、標準治療だけでは対抗できない場合が多いのも事実です。標準治療だけでなく、そこにプラスアルファする治療があれば、さらにがんは治りやすくなります。それも、医学的に研究の進んだ治療法があれば、それをうまく使うことで高い効果が期待できます。

私は、そのプラスアルファの治療が、この本で紹介する遺伝子治療だと確信しています。遺伝子というと、言葉を聞くだけで、難しくてわからないと思って尻込みしてしまう方が多いだろうと思います。しかし、基本的なことを知るにはそれほど骨が折れるわけではありません。

遺伝子は、人体の設計図と呼ばれています。人間の体（人間だけでなくすべての生物ですが）は、遺伝子にコントロールされてでき上がります。よくぞ、この複雑な人体を作ってくれたと、遺伝子には頭が下がります。私たちがこの世に誕生した大本でもあります。

少しでも自分の体を知るためにも、あるいはがんのことを理解する上でも、ぜひ、遺伝子に関心をもっていただきたいと思います。

がん細胞というのは遺伝子の異常によって発生する病気だということを覚えておいてください。がんの根本的な原因は遺伝子の異常です。

遺伝子は、人体を構成している約六〇兆個の細胞の一個一個にあります。もともと人間は一個の細胞から作られます。一個が二個、二個が四個と倍々に細胞が分裂して、どんどんと数が増えていきます。人間の体は、成人になれば約六〇兆個の膨大な数の細胞が作り上げる芸術です。

細胞が分裂するときに、遺伝子もコピーされて新しい細胞に組み込まれます。コピーですから、約六〇兆個の細胞には、すべて同じ遺伝子が入っていることになります。なのに、どうして髪の毛になる細胞があれば指になる細胞、心臓になる細胞、目になる細胞と違ったものになっていくのでしょうか。

不思議だと思いませんか。そんなお話も第一章でしたいと思います。

遺伝子は、人間の細胞を約六〇兆個に保つための情報をもっています。細胞は半年くらいで入れ替わって、常に一定の数を保てるようになっています。遺伝子が細胞の数を制御しているから、身長が三メートルもあったり、体重が一トンもある人間はいないのです。

どうしてがん細胞ができるのかと言うと、細胞分裂のときにミスコピーが起こるからです。ある特定の遺伝子のところでミスコピーが起こると、正常細胞ががん化してしまいます。その間違った遺伝子がコピーされて細胞が分裂していきますので、がん細胞がどんどんと増えていき、やがては検査でもわかるような大きさの塊になって「がん」とか「腫瘍」とか呼ばれます。がん化の仕組みについても第一章で詳しくお話しします。

正常細胞とがん細胞の違いは大きく分けて二つあります。

ひとつが「無限増殖」。正常細胞はある回数だけ分裂すればそこで分裂がストップします。ところががん細胞はいつまでも分裂を続けます。どんどんと大きくなって、まわりの組織や臓器にダメージを与えます。

もうひとつが「不死」。正常細胞は細胞分裂をある回数だけ繰り返せば、そこで死を迎えます。これをアポトーシス（細胞自滅）と呼んでいます。しかし、がん細胞は自らが死を選ぶことをしません。環境さえ整っていれば、いつまでも生き続けます。

がんの研究でとても役立っているがん細胞があります。HeLa 細胞と呼ばれています。この細胞は一九五一年に亡くなった三一歳の女性の子宮がんの細胞です。六〇年以上たっても実験室でずっと生き続けています。

がん細胞は遺伝子の異常によって起こります。無限に増殖し、死なない細胞ですから、一度できると大変なことになります。通常は、異常な細胞は遺伝子の働きでアポトーシスしたり、免疫力によって排除されます。しかし、アポトーシスを導く遺伝子が壊れてしまったり、免疫力が低下していると、がん細胞はどんどんと増殖します。

大きくなってがんと診断されると、外からの力によって殺すしかありません。それが標準治療です。その治療できれいに消し去ることができれば問題はありません。

しかし、標準治療で消すことができない場合には、再発の危険性が高まります。また、がんは局所に留まらず、血液やリンパの流れに乗って全身に広がります。

その結果、離れた場所でがんが発生することがあります。それが転移です。がんが再発したり転移すると標準治療だけでは手に負えなくなってきます。


**「遺伝子治療」は、異常になった遺伝子を正常に戻すための治療です。標準治療で、ある程度のがんを叩いておいて、そこで叩ききれなかったがん細胞を「遺伝子治療」で、正常細胞に戻すというのが、私が行っている治療法です。**

**さらに最新の「免疫療法」を併用することで、進行したがんであっても治癒の可能性は高まってきます。**

私が遺伝子治療について本を書くのは三冊目ですが、遺伝子治療の研究や臨床は日進月歩です。患者様の体内に注射する遺伝子や物質などの治療タンパクの中身も変わってきています。ベクターと呼ばれる遺伝子の運び屋も進歩しています。

標準治療だけでは治療にもっていくのが難しい転移・再発についても効果が出ることがわかってきました。CTC（血中循環腫瘍細胞）検査によって、その患者様のがんの原因となっている遺伝子が特定できるようになりました。その検査からも、遺伝子治療の有効性がはっきりとしてきました。

特筆すべき最新の情報があります。

ほぼすべての種類のがんに含まれているタンパク質が新たに特定されました。ガンキリン（gankyrin）という物質です。ガンキリンは多くのがんを抑制する物質を阻害してしまいます。言わば悪者です。

**私どもの遺伝子治療では、その悪者を抑えるための物質（ガンキリン抑制ＲＮＡ）を治療タンパクの中に加えました。遺伝子治療はずいぶんと広がってきましたが、この治療タ**

ンパクは、私どもと関連している施設以外はやっていません。ガンキリン抑制RNAが加わることで、私どもの遺伝子治療のグレードは数段アップしました。それに応じて、遺伝子を細胞に運び込むベクターも進化しました。

このようなまだ誰も知らないような最新の情報も盛り込んでいます。

第一章でがんと遺伝子の関係をお話しします。がんの原因としての遺伝子についてわかりやすくまとめます。

**第二章は標準治療についてその長所と短所をご紹介します。**

**第三章で遺伝子治療について詳しくお話しします。**

**第四章では最新の免疫療法について。**

**第五章では遺伝子治療を使った複合療法のお話をします。**

がんは、単独の方法だけで治すのではなく、さまざまな治療法の長所をうまく生かしていくことが大切です。

その中でも、遺伝子治療はがんの発生のメカニズムから見ても、複合療法には欠かせない治療です。

進行したがんだと診断されても、あきらめないでください。複合療法によって大変な状況から回復された方もいます。

たくさんのがんの患者様に希望をもっていただこうと思い、私は日夜がんばっています。

その成果をご報告するために、この本を出版しました。

がんを克服するための一助になれれば幸いです。

二〇一九年一〇月

医療法人桜伸会　さくらクリニック院長

吉田　治

目次

## 第二章 進歩している標準治療のプラスとマイナス



## 第三章 驚くほど進歩を遂げている遺伝子治療のさらなる可能性

## 第四章 免疫療法とのコラボレーションで効果を高める

## 第五章 複合療法でがんに克つ！

## 第六章

# がんの治療を受けるときの10の心得

# 第一章

# がんと遺伝子、遺伝子治療

## 遺伝子は肉体を作るための設計図

子どもが親に似るのを遺伝と言います。姿形だけでなく、声とか仕草とか性格も親から子へ伝わります。親の形質を子に伝えているのが遺伝子です。私たちはだれもが両親から遺伝子をもらって、それをもとに体が作られていきます。

遺伝子は、細胞一個一個の中に格納されています。遺伝子関連の言葉はややこしくてわかりにくいと思います。ＤＮＡと遺伝子とどう違うのか？　染色体とかゲノムとかいうのは？　等々。

簡単に言うと、細胞の核の中には染色体という形でＤＮＡが折りたたまれて格納されています。ＤＮＡにはその人のすべてを作るための情報が記録されています。ＤＮＡの一部が遺伝子で、遺伝子はタンパク質を作る情報が書かれた部分を言います。

肉体はタンパク質でできていますので、遺伝子の情報によって肉体は作られます。そして、ゲノムというのはＤＮＡに書き込まれている全情報のことです。

もちろん、本書では難しいことには触れませんが、タンパク質を作り出す情報が書き込まれているのが遺伝子なのだということは覚えておいてください。

遺伝子は、一つひとつの細胞にどういう機能をもたせ、どういう形になって、何をするのかということを決めます。遺伝子のコントロールによって体の中のそれぞれの部位ができ上がっていきます。各部位が緻密に連携を取りながら生命活動は成り立っているのです。

家を建てるときでも、寸分狂いのない設計図がないと家が傾いたり、隙間風が入ったり、雨漏りがしたり、窓が閉まらなかったりして、快適に暮らすことができなくなります。

家を作るのも大変ですが、人体というのは、家とは比べ物にならないくらい複雑な構造をしています。それを、きちんと動かせるには、設計図もそれだけ難しくなります。だれがこの設計図を書いたのかはわかりませんが、とんでもなく大変な仕事をやってくれたおかげで、私たちはこの世に生きていられるのです。

## 遺伝子の、どの部分が働くかで、でき上がるものが違う

遺伝子の働きを見ていきましょう。遺伝子は細胞の一個一個の中に入っていて細胞が分裂するときに遺伝子も二つに分かれます。遺伝子は細胞分裂のたびにコピーされます。遺伝子の大事な役割のひとつ。それは細胞を分裂させることで体を作っていくこと。とにかく人間の始まりはたった一個の受精卵です。

それが二個になり四個になり……と増えていって、十月十日（とつきとおか）で三キロの赤ちゃんなら三兆個の細胞の塊となって生まれてきます。

細胞の塊と言っても、サッカーボールのような形では生まれてきません。頭があって、手足があって、目や鼻や口があって、髪の毛もある。内臓もあるべきところにあって、きちんと動いているわけです。

人知を超えたすごいことがお母さんのお腹の中では行われているのです。これをコントロールしているのが遺伝子ですから、遺伝子の偉大さがおわかりになると思います。

どうしてこんな高度で複雑なことが遺伝子にはできるのでしょうか。

遺伝子は、細胞分裂のたびにコピーされるというお話をしました。と言うことは、コピーですから、すべての細胞の中にある遺伝子は同じだということです。

ある書類をコピーすれば、コピーされた側にも同じ文章が書かれています。コピーしたら名文になっていたなんてことはあり得ません。それと同じで、成人は約六〇兆の細胞でできていますが、すべての細胞には同じ遺伝子が格納されていると思ってください。

では、複雑な体はどうやってできるのかということです。

ネオンの看板をイメージしてください。四角い看板に電球がびっしりと埋められています。それが全部光ったら、ただ明るいだけです。一部を光らせればそこに形が現れます。丸にもなるし三角にもなるし、文字を浮かび上がらせることもできます。

簡単に言うと、遺伝子も、ネオンが光らせる電球と光らせない電球で形や言葉を表現するのと同じように、必要な情報を細胞に伝えています。

すべての細胞には同じ遺伝子が入っているのですが、スイッチがＯＮになっているところとＯＦＦになっているところがあって、どこがＯＮになっているかで浮かび上がってくる情報が違ってくるのです。だから、Aという細胞の中の遺伝子は、「髪の毛になる」という部分がONになっていて、Bという細胞の遺伝子は「目になる」という情報がONになっているわけです。

そうやって、その細胞がどう働くかが決まっていきます。小さな細胞の中で、もっと小さな遺伝子が、そんな高度な仕事をしてくれているのです。

遺伝子の働きがあるからこそ、私たちはこういう体をもって、器用に生きていけるのです。

遺伝子は、細胞を分裂させる働きがあります。それも、細胞に役割をもたせて、きちんと人体になるようにコントロールしています。まずは、このことを頭に入れておいてください。

## 細胞にはなくてはならないアポトーシスという機能

遺伝子の指令によって、細胞はどんどんと分裂してそれぞれの役割を果たします。しかし、分裂するばかりだと人間はどこまでも大きくなってしまいます。ゴジラみたいな人間が七〇億人もいたら地球は破滅してしまいます。それでは困るわけで、適度な大きさで成長がストップしてもらう必要があります。

細胞分裂をストップさせるのも遺伝子の仕事です。

「はじめに」でお話ししたように、細胞にはアポトーシス（細胞自滅）というプログラムが組み込まれています。すべての細胞にその機能が備わっているので、ある回数だけ分裂すれば細胞は収縮してバラバラになって死んでしまいます。そのために成人の細胞の数は約六〇兆個で安定しているのです。

アポトーシスを誘導するのは分裂回数だけではありません。細胞に異常が発生したとします。そのときは、まずは修復をはかります。修復できないときにはアポトーシスのスイッチが入り、細胞は消滅します。そうやって、異常な細胞が増えていくのを遺伝子がコントロールしています。

また、人体を作る上でもアポトーシスという機能はとても役立っています。たとえば手を見てください。片方の手には指が五本あります。これはどうやってできるかご存知ですか。手のひらからニョキニョキと指が生えてくるように思っている方がけっこういますが、遺伝子はそういう作り方を指示しません。

まずうちわのような手ができます。そこから細胞を削って指を作るのです。彫刻のようなやり方です。このとき、彫刻刀で削る役割をアポトーシスが果たすのです。

自然界ではアポトーシスの妙がたくさん見られます。たとえば落ち葉も、葉と枝をつないでいる部分の細胞がアポトーシスで削られることによって葉が落ちます。

秋も深まれば葉が色づき、木から離れて落ちてしまうというプログラムができているからこそ、毎年毎年、紅葉から落ち葉という晩秋の風情を見せてくれるのです。心に染みる景色です。

もうひとつ、アポトーシスを説明するのに使われている例が、おたまじゃくしの尻尾です。おたまじゃくしがカエルになるなんて、学校で教えてもらってなかったらびっくりしてしまいます。

時期がくると尻尾がなくなります。これもきちんと遺伝子にプログラムされています。尻尾になっている細胞の遺伝子には、この時期になればアポトーシスするというプログラムが書き込まれています。

鮭は、生まれ故郷の川に戻ってきて、そこで産卵をします。そして、産卵をしたら死んでしまうのですが、これもアポトーシスです。

筋肉や内臓がとろけてしまって死んでいきます。産卵という目的を果たしたので、もう生きる意味がなくなり、枯葉が木から離れるように死んでしまいます。鮭の遺伝子には、そういうプログラムが組み込まれているわけです。

**アポトーシスというと、細胞自滅とか細胞の自殺とか、そんな言葉に訳されているので、ネガティブにとらえてしまいがちですが、体が正常に作られ適切な状態を保つにはとても重要な機能です。**

細胞の死は、アポトーシスのほかに、ネクローシスというのがあります。転んですり傷を作ったとします。このときも、傷口では細胞が死んでいます。遺伝子のプログラムによる死ではありません。外的な要因によって、無理やり死に追いやられたというものです。

アポトーシスの場合は細胞も納得して死にますから炎症が起きることはありません。静かに去って行きます。ネクローシスはそういうわけにはいきません。細胞の中身をまわりにばらまいて周囲に炎症を起こします。炎症が起きれば痛みも出ます。

がん治療で言うと、手術や抗がん剤、放射線を使うと、患部にネクローシスが起こります。それが副作用ということにもなります。

遺伝子治療はアポトーシスを誘導しますから、体にはとてもやさしい治療です。ただ、がんというのはとんでもなく強敵ですから、強制的に取り除くことも必要なので、ネクローシスを受け入れる必要があるときもあります。

人は一日に五千個とか六千個のがん化するような細胞が生まれているというのが定説です。がん化した細胞は、遺伝子のミスコピーによって発生します。

こんな細胞がそのまま分裂して増えると困ります。ですから、まずはアポトーシスの機能が働きます。がん化した細胞は自然に消滅します。

しかし、アポトーシスの機能がうまく働かない場合、異常細胞が生きてしまうので、次に免疫力ががん細胞を排除します。このように人の体の中ではかなり堅固な二重の防御網ができていますが、そこをかいくぐって成長していくがん細胞があって、それが成長してがんの腫瘍になります。その仕組みは後ほどお話しします。

ここでは、遺伝子は細胞の分裂ばかりではなく、細胞をアポトーシスさせるという働きもあって、これが異常な細胞を増やさないようにコントロールしたり、正常な形を作るという面でとても重要だということを覚えておいてください。

## 細胞の寿命はどうやって決まっているか

もうひとつ、ある回数だけ細胞が分裂すると細胞は死んでしまうという話。これもとても興味深いものなのでお話ししておきます。とにかく遺伝子はすごいことをやっています。

遺伝子というよりもＤＮＡ全体を見ると（遺伝子はＤＮＡの一部のタンパク質を作る部分です）、その端っこにテロメアという部分があります。テロメアは細胞分裂の回数券みたいなものです。細胞が分裂するたびに、テロメアは短くなっていきます。そして、たとえば四〇回なら四〇回の分裂をすると、テロメアがなくなり、それがアポトーシスのスイッチになるのです。

細胞がある回数だけ分裂すると死んでしまうのは、そういう仕組みがあるからなのです。人体というのは、完璧なシステムのもとに動いています。しかし、本当の意味での完璧はないわけで、どんなに精密なシステムで作られていようと、不測の事態が起こって病気になってしまいます。

がん細胞はどうでしょうか？　そのテロメアはどうなっているでしょうか？
**がん細胞の中では、テロメラーゼという酵素がとても活性化しています。テロメラーゼには、短くなったテロメアを修復する作用があります。ですから、分裂のたびに短くなるテロメアはテロメラーゼによって元に戻し、いつまでも生きられる細胞となったのががん細胞なのです。したがってがん細胞は無限に増殖できるのです。**

がん細胞は、自分たちが生き延びる術をよく知っていて、ほかの細胞たちはまわりの細胞の迷惑にならないように、適度なところで死んでいくのですが、がん細胞はまわりの迷惑など顧みず、とことん生き延びようとします。

この生命力には頭が下がりますが、私たち人間にとっては迷惑な話です。人間でも、まわりの状況を読まずに、自己主張ばかりをする人がいます。意外と、そういう人がグループの主導権を握ったりします。しかし、もともと自分勝手な人ですから、しばらくするとそのグループは内部崩壊してしまいます。がん細胞もそういうタイプです。

がん細胞にはテロメラーゼという酵素があって、それがテロメアの修復をしているということを頭に入れておいてください。テロメラーゼは、遺伝子治療でも大事な鍵になりますので、あとから登場します。

## 遺伝子に傷がつくことで正常細胞ががん化する

これからがんの話に入ります。なぜがん細胞はできるのか。遺伝子という視点から見ていきたいと思います。よくがん家系という言い方をして、親ががんになると自分もなるのではないかと怖がる方がいます。

遺伝的な要因によってがんになるのを「家族性がん」と言います。がん全体の五％ほどしかありませんので、私はあまり親ががんだからと不安になる必要はないと思います。それよりも生活習慣がかなり重要です。おじいちゃんも父親もがんだとすると、その家の生活習慣に何か原因があるのではと考えてみた方がいいのではないでしょうか。食や運動や睡眠など毎日の生活は家族で似るものです。遺伝を心配するよりも生活習慣を見直す方が大切です。

細胞ががん化するのは、遺伝子に傷がつくことが始まりです。どうして傷がつくのか。いろいろな要因があります。

活性酸素という物質の影響が、まずはあげられます。体の中にたくさんの活性酸素が発生すると、活性酸素は周囲を攻撃する物質ですので、遺伝子を傷つけることがあります。活性酸素は、文字通り活性化した酸素のことで、非常に不安定で酸化力が強く、まわりのものをどんどんと傷つけます。

私たちは酸素を吸って生きていますので、生きている限り活性酸素は発生しますが、決して悪いことをするばかりではなく、免疫力がウイルスやバクテリアを破壊するときには活性酸素を使うなど、体内の規律を守るために役立ってくれています。両刃の刃です。

適度な量の活性酸素なら無毒にして排泄する作用が人体にはあります。しかし、大量に発生すると処理し切れなくなり、遺伝子にも傷をつけることがあります。

化学添加物がたくさん入った食べ物を食べたり、タバコや汚染された空気を吸ったり、紫外線を浴び過ぎたり、電磁波にさらされたり、睡眠不足だったり、激しいスポーツをやり過ぎたり、強いストレスがあると、活性酸素は大量に発生します。

活性酸素を体外に排出する酵素は、年とともに減っていきます。年を取ると体内に残る活性酸素は増えます。そのため、がんになる人が多くなってくるのです。

また、細胞分裂するときに遺伝子もコピーされると言いましたが、そのときに、まれですがミスコピーが起こります。本来の遺伝子情報ではない情報がコピーされてしまいます。これも広い意味で言えば遺伝子の傷ということになります。

遺伝子に傷がつくだけでは、がん化はしません。どの遺伝子に傷がつくかで、起こるトラブルの種類は違います。

がん細胞の特徴は「無限に増殖する」ことと「死なない」ことです。遺伝子が誤作動を起こしてしまうために、そういう異常が起こってきます。

どういう異常なのでしょうか。

無限に増殖というのは、細胞分裂をしなさいという命令が永遠に出続けるということです。細胞分裂を促進する遺伝子は、細胞分裂が必要なときにはＯＮになりますが、必要なくなると細胞増殖をストップさせる遺伝子がＯＮになります。

しかし、がん細胞は増殖をストップさせる遺伝子が働きません。だから、ずっと増殖を続けるのです。これだけでもがん細胞と言えばがん細胞ですが、まだこの時点では対処が可能です。アポトーシスを誘導すればいいのですから。

ところが、アポトーシスの機能まで働かなくなったときが大変です。細胞分裂を止める遺伝子が傷つき、さらにアポトーシスをコントロールする遺伝子にも傷がつけば、細胞は分裂し続け、その細胞を自滅させることができません。異常な遺伝子のまま細胞分裂が繰り返され、がん細胞が増えていくことになるのです。

**細胞分裂を促進する遺伝子（がん遺伝子）や異常細胞を修復したり自滅させる遺伝子（がん抑制遺伝子）に異常が起こったとき、がん細胞は人体に向けて牙をむくのです。**

免疫力によってこれが排除されれば問題はないのですが、免疫力が低下しているときにがん細胞が発生すると、どんどんと増殖していって、やがてはがん腫瘍というがん細胞の塊が作られます。

## 細胞のがん化を抑制する遺伝子

人の細胞は約六〇兆個あり、常に増殖と自滅でバランスをとっています。がんになるとこのバランスが崩れて**「増殖が止まらない」「自滅できない」**状態になります。この増殖と不死に関係している遺伝子は主としてｐ53遺伝子・ＰＴＥＮ（ピーテン）遺伝子・ｐ16遺伝子の三種類あります。これらの遺伝子が正常に働けない状態ががんの中で発生しています。

これらの遺伝子を、がん抑制遺伝子といいます。
主ながん抑制遺伝子を説明していきます。

## 【p53遺伝子】

がんの話だと必ず出てくる、ノーベル賞を取ったがん抑制遺伝子です。「ゲノムの守護神」というかっこいい名前がつけられています。

頭の先からつま先まで、生まれてから死ぬまで、すべての細胞が三〇億とも言われる遺伝情報を正確に維持できるのは、このｐ53遺伝子が正常に働いているからです。

**遺伝子が少しでも傷ついた状態で細胞分裂しようとしたときにそれを修復する指令を出すのが「p53遺伝子」です。**

がんとはもっとも深いかかわりがある遺伝子と言われていて、実際に調べてみても、がん患者様の六〇％にがん病巣内で、ｐ53遺伝子の変質、欠損、機能障害が認められます。再発がんの方だとほとんどの方に機能低下や異常が見られます。

遺伝子治療では、ｐ53遺伝子をがん細胞に入れ込むことでアポトーシスを促そうとします。しかし、がん細胞もさるものです。この遺伝子を働かせないようにとあれこれ画策します。がん細胞は、とても狡猾で、自分たちの邪魔をするものはさまざまな手を使って排除しようとします。

ｐ53遺伝子に対しても、ｐ53遺伝子と結合しやすい「ＭＤＭ２」というタンパク質を産生します。ＭＤＭ２は、ｐ53遺伝子にくっついて、ｐ53遺伝子が十分に働けなくしてしまいます。ｐ53遺伝子に対する抗体を作って邪魔をすることもあります。

このあたりを考えながら治療をしないと、せっかくの遺伝子治療も効果が出せずに終わってしまいます。ですから、私が行っている遺伝子治療では、ＭＤＭ２やｐ53抗体にあまり反応しないｐ53遺伝子を投与しています。

**ｐ53遺伝子を投与するときには、ＤＮＡに傷を付けたり、細胞分裂の栄養遮断や代謝阻害をしてがん細胞を殺傷する抗がん剤（細胞傷害型抗がん剤）や、ＤＮＡに傷を付ける放射線治療との併用で治療効果がさらに高まります。**

## 【ＰＴＥＮ（ピーテン）遺伝子】

**ｐ53遺伝子と並ぶ代表的ながんを抑制する遺伝子です。「ＰＴＥＮ遺伝子」は、細胞の増殖シグナルを遮断して細胞増殖を停止させる働きがあります。**ＰＴＥＮ遺伝子が働かなくなれば、細胞増殖が加速し無限増殖が始まるのです。

がん患者様の五〇％にがん病巣内でＰＴＥＮ遺伝子の機能障害や異常が見られます。再発がんのほとんどの人で機能低下がみられます。

遺伝子治療では、ＰＴＥＮ遺伝子を投与するわけですが、それにより増殖シグナルを遮断して、増殖を止めてしまおうという意図があります。

**ＰＴＥＮ遺伝子の投与は　増殖シグナルを遮断するような働きをもつ抗がん剤（増殖抑制型抗がん剤＝分子標的薬やホルモン剤）と相乗効果があり治療効果を高めます。**

## 【p16遺伝子】

**「p16遺伝子」は老化した細胞に働く、がん抑制遺伝子です。**


正常細胞は常に遺伝子損傷を受けて修復しています。修復が追い付かない場合、細胞はＤＮＡに損傷を受けたまま休眠状態になり、やがて老化細胞となります。

このようなＤＮＡに傷があり老化した細胞を排除するのがｐ16遺伝子です。ｐ16が働くとＤＮＡに異常を持った老化細胞はアポトーシスされ、排除されます。ＤＮＡに異常を持ったがん細胞も当然排除の対象です。

しかしがん患者様の三〇％にがん病巣内でｐ16遺伝子の異常や機能低下が見られます。再発の患者様はほとんどの方に異常や機能低下があります。

特に喫煙者の肺がんでは、高い確率でｐ16遺伝子の機能障害が見られます。

**遺伝子治療によってｐ16遺伝子を投与すると、がんの新生血管形成（がんが成長するために栄養素を正常な血管から横取りする）が阻害されるほか、がん細胞が分裂するのを防ぐことができます。**

また、ｐ16遺伝子は、ほかのがん抑制遺伝子が正常に機能できる体内環境を作る役割ももっています。ｐ16遺伝子の投与は、細胞傷害型抗がん剤との併用で治療効果を更に高めることができます。

まとめると、「ｐ53遺伝子」は細胞に異常があれば修復したり、アポトーシスに誘導する遺伝子です。つまり、これが異常を起こすと、がんは不死の細胞となってしまいます。

「ＰＴＥＮ遺伝子」は、細胞増殖をストップさせる遺伝子です。この遺伝子が動かなくなると細胞は無限に加速して増殖し始めます。

「ｐ16遺伝子」は、アポトーシスと増殖ストップの両方をコントロールしています。

がんの患者様の多くが、これらのがん抑制遺伝子が機能しなくなっています。

遺伝子治療では、これらのがん抑制遺伝子を投与するわけですが、それだけでは不十分なので、がん細胞を増殖させるために働いているタンパク質「ＣＤＣ６」を抑制するための薬剤（ＣＤＣ６抑制ＲＮＡ）やがん細胞を発現させるのに関与しているタンパク質「ＥＺＨ２」を抑制する薬剤（ＥＺＨ２抑制ＲＮＡ）を一緒に投与します。

さらに、新しく加わったのが、がん抑制物質の働きを阻害するガンキリンを抑制する薬剤（ガンキリン抑制ＲＮＡ）です。これを投与することによって、がん遺伝子治療が思う存分働くことができて、遺伝子治療の効果が一気に高まりました。

## 遺伝子を修復する遺伝子治療のすぐれた点

遺伝子とがんについて大まかなことはおわかりになったでしょうか。がんの大本の原因には遺伝子があります。もちろん、遺伝子の傷は生活習慣などで起こるわけですが、今、化学添加物を取らないような食生活は難しいし、大気汚染の影響を受けるのはどうしようもありません。ストレスのない生活ができる人などいません。

とにかく、遺伝子に傷がつくのは致し方ない環境の中に、私たちは生きています。それに、高齢化によって、遺伝子のミスコピーも多くなります。これからますます高齢化は進みますから、遺伝子の異常は増えてくるはずです。

ですから、がんについては、もちろん、生活習慣を見直すことは重要なことですけれども、それでは間に合わない部分も多いので、遺伝子から考えていくのがもっとも効果的なアプローチだろうと思います。

「遺伝子治療」のことについて簡単に触れておきます。

**遺伝子治療は、特殊な方法によって、正常組織で細胞の増殖を止め、細胞をアポトーシスに追い込む遺伝子、つまりがん組織の中でだけ働けていない増殖・不死の原因であるがん抑制遺伝子（p53、PTEN、p16など）を投与して、がん細胞を正常な細胞に戻そうというものです。**

それでがんが消えるのかと疑問に思う人もいますが、私はたくさんの患者様が重度のがんから生還したのを体験しています。がんは遺伝子異常の病気ですから遺伝子を修復していくという極めて理屈に合ったことをやっているのですから、良くならないはずがありません。

「遺伝子治療」がどういう点で優れているのか、紹介しておきます。

## 1. 副作用が少なくて軽い

副作用率も少なく、副作用があっても、発熱や頭痛、血圧変動くらいです。解熱剤やごく少量のステロイドを投与することで抑えることができます。また副作用が少ない体に優しい治療なので、仕事をしながらの治療「ながら治療」が可能となります。

## 2. 正常細胞に影響を与えない

治療で使用するがん抑制遺伝子は、正常細胞にもともと備わっている遺伝子です。なので投与することで正常細胞に影響を与えることはほとんどありません。したがって再発している方にはもちろん、再発予防にも大変優れた治療と言えます。

## 3. 抗がん剤や放射線治療の効果を増強させる

抗がん剤や放射線の治療は、ＤＮＡに傷を付けたり、細胞分裂に働きかけてがん細胞を細胞死に追い込む治療法です。遺伝子治療もＤＮＡが損傷を受けた細胞を排除します。同じ方向を向いた治療法なので併用により相乗効果が期待できます。また、分子標的薬とＰＴＥＮ遺伝子は同じ細胞増殖経路で働きますので、一緒に使うことで増殖抑制効果が高まります。

## 4. 細胞レベルでがん細胞に対処

遺伝子治療のタンパク質はすぐには体外に排泄されないので、長時間体の中を回りながら、血管やリンパ管を通じて全身の細胞まで及びます。全身のがん細胞を探し続けるので転移再発や局所再発はもちろん、副作用がほとんどないので手術後の再発予防にも効果的です。

## 5. 前がん状態の細胞にも対処

遺伝子治療は副作用がなく、ＤＮＡに損傷をもった細胞を排除するので、がん抑制遺伝子が正常に働いていない前がん状態の細胞にも効果があります。したがって遺伝子治療によって超早期のがん治療が副作用なく可能になります。

## 6. 耐性にならない

抗がん剤に対してがん細胞は耐性をもっています。薬剤耐性には二つあり、もともと抗がん剤に打ち勝つ自然耐性と、抗がん剤が徐々に効かなくなってしまう獲得耐性があります。この薬剤耐性が抗がん剤の弱点となります。

しかし遺伝子治療はウイルスの性格をもち（これについては三章で詳述します）、直接がん細胞の中に入って作用するので、耐性になるということがありません。

## 7. がん幹細胞や難治性のがんにも有効

遺伝子治療は抗がん剤が効きにくい薬剤耐性のがん細胞にも有効です。抗がん剤に打ち勝つような難治性のがんに対して、標準治療＋遺伝子治療（複合療法）によって治療効果は相乗効果により飛躍的に高まります。

## 8. 治療適用範囲が広い

遺伝子治療は副作用率が低く、あっても軽いので「ながら治療」を可能にします。正常細胞に影響を与えないので、がんの予防、再発予防、再発がんの治療、末期がんの延命など、がんの病期を問わず有効です。つまり、どんな状態であっても、遺伝子治療を受けることができ、状況に応じた効果が期待できます。

## 9. がんの種類を選ばない

何処のがんでも遺伝子の異常が原因です。遺伝子治療は、異常な遺伝子に直接作用するので、がんの種類や部位を問いません。またがんによってはリンパ節転移しやすいがん、血行転移しやすいがん、局所浸潤しやすいがんなどがあり、色々な遺伝子の配合でがんに合った治療が選択できます。

## 10. 場所を選ばない

通常の治療方法は二時間程度の点滴治療となります。がんの場所（乳腺・リンパ節・食道・胃・肝臓など）によっては効果を高めるために、腫瘍へ直接注入する方法も可能です。しかし比較的簡単な治療ですので、入院や特別な施設、装置は必要ありません。すべて日帰り治療となります。

## 11. 多くのがん抑制物質の働きを阻害する悪玉ガンキリンを抑制

最新の遺伝子治療の特徴は、ガンキリンというがん抑制物質の働きを邪魔する物質を抑制できるようになったことです。ほとんどのがん組織がガンキリンという物質を高率に持っていることがわかりましたので、それをがん細胞が作らせないようにさせる薬剤を、治療タンパクに加えました。これは、私どもの遺伝子治療だけが使っているものです。

遺伝子治療にはこれらの優れた特徴があります。それを頭に入れていただいて、二章以降を読んでいただけると、がんの遺伝子治療のイメージがより鮮明になるかと思います。とにかく、遺伝子ががんを語る上では重大な鍵です。そして、遺伝子にアプローチすることで、より高い効果のあるがん治療ができるのです。

# 第二章

# 進歩している標準治療のプラスとマイナス

## 手術も抗がん剤も放射線もそれぞれ一長一短

がんの治療というと、「手術」「化学療法」「放射線治療」が頭に浮かぶと思います。がんセンターや大学病院での治療はこの三つが柱となっています。いわゆる「標準治療」とか「三大療法」と言われているものです。

これら標準治療の発展は目覚ましいものがあります。不治の病とされているがんをどう克服するか、たくさんの専門家が、日々、大変な努力をしています。

がんの正体や特徴をしっかりとつかもうという基礎の研究から、臨床現場でのさまざまな試行錯誤の連続の中で、新しい技術、薬剤、機器が開発されています。

そのおかげで、五年生存率は五割を超えるようになりました。もちろん、前立腺がんや乳がん、甲状腺がんは生存率が高くて、胆道系がんやすい臓がんなどは低いというふうに部位によりかなり差はありますし、再発だったり転移のあるがんだと生存率は低くなります。

がん細胞というのは、無限に増殖する細胞であり、不死の細胞です。さらに、がん細胞というのは一カ所にとどまらず、ほかの臓器に移動したがるという特徴があります。がんがある程度進行すると、リンパ管や血管に浸潤します。浸潤が進み血行性やリンパ性などでがん細胞が移動して、移動先で生着するとそこで新たにがん細胞が増殖します。それを転移と言います。

局所でとどまってくれていれば治療もやりやすいのですが、ほかの臓器や広範囲のリンパ節に転移していると治療は難しくなります。

また、がんは浸潤が深くなると器官の壁を越えて周囲にがん細胞をばらまくこともあります。これが播種性転移で腹膜播種や胸膜播種などがあります。こうなるとがん細胞が広く広がってしまうのです。

がんの進行度という言葉をお聞きになったことがあると思いますが、進行度は、もとの臓器にあるがんの大きさや深達度、リンパ節への転移の広がり度合い、他の臓器への転移があるかどうかによって決まります。

進行度によってがん治療方法は違ってきます。

まずは、三大療法について簡単に説明しておきます。

### ●手術

臓器や器官にとどまっていて、機能を損なわなければがんを取ってしまう治療法です。がん組織を取り残してしまうと再発の恐れがありますので、まわりのリンパ節や周囲の正常な組織も同時に切除します。最近では、大きく切ることなく腹腔鏡や胸腔鏡を使ってお腹や肺の手術ができるようになってきました。

### ●化学療法

抗がん剤やホルモン剤などの薬剤を点滴や飲み薬の形で投与します。手術や放射線照射などは局所の治療法です。がんが局所だけにとどまらず、全身に広がっている可能性がある場合、転移や浸潤などがん細胞の生存を防ぐためにも有効な治療法です。

多くの場合、進行したがんの手術後や手術できない例、そして再発したがんにも使われます。他にも手術前にがんを縮小させる目的で使われることもあります。このようにある程度進行したがんに使用されますが、抗がん剤には副作用があることと、がん細胞に薬剤耐性があることが難点です。

### ●放射線治療

臓器や器官にできたがん腫瘤に放射線を照射します。放射線は照射可能であれば副作用が少ないため、使用率は年々増加しています。手術後の周囲再発予防や再発部位などいろいろな種類のがんを放射線照射で叩くということが行われています。放射線照射装置の機能はとても進歩しており、まわりの正常な細胞にあまりダメージを与えることなく、がん細胞だけに放射線が照射できるものもあります。

通常、がんが見つかると、はじめに手術ができるかどうかを考えます。早期のがんであれば、手術できれいに切除できて、それで完治する場合もあります。

ただ、がん細胞がすでに血液やリンパの流れに乗って全身に広がっていることもありますし、手術によってがん細胞が散らばってしまうこともあります。

そうなると、再発の危険性も出てきます。そのリスクを避けるために、再発予防のために抗がん剤を使用します。抗がん剤で全身に広がったがん細胞を壊滅させてしまおうという作戦です。

手術で取り切るには、がんが大きくなり過ぎている場合もあります。周囲に転移が広がっているときも手術はできません。

そんなときには、抗がん剤や放射線でがんの塊を小さくしたり、転移巣を消してしまってから手術をするという方法を取る場合もあります。

最初から手術は不可能だというほど進行したがんの場合は、化学療法や、照射可能であれば放射線治療で対処するしかありません。これだと、治癒はかなり厳しいと言えるでしょう。

標準治療は、確かに進歩しています。手術は最も有効ながん治療だと思います。何しろ、体に悪さをするがんを切り取ってしまうのですから。しかし、すべてのがんが取り切れるとは限りません。取り残しがあると、それがもとで再発することがあります。

放射線治療でも照射範囲外のがん細胞を消すことはできません。中にはストレスに強いがん細胞もあって、そういうがん細胞は放射線が当たっても生き残ります。遠隔転移巣に対して、手術や放射線治療は無力です。

化学療法は、全身のがん細胞に効果を示しますが、副作用もあるので使える量も限られてきます。あとから詳しくお話ししますが、薬剤耐性によって効果が得られないこともあります。

それぞれ一長一短があります。

先ほど、がんの五年生存率は五割を超えていると言いましたが、逆から見れば、これだけ標準治療が発展しても五割近い人が五年を待たずに亡くなってしまっているということです。もうひと工夫すれば、もっと生存率を高めることができるかもしれません。そのことを本書では強く訴え、具体的な方法も提示していくつもりです。

その前に、標準治療の長所、短所をしっかりと知っておいていただきたいと思います。がんを克服するための基本は、三大療法を上手に使うことです。医師に任せ切るのではなくて、患者様も最低限の知識をもって、主治医と相談しながら、自分の治療は自分で決めるというくらいの気持ちをもって、がんに挑んでください。

## 手術のメリット、デメリット

まずは、手術からお話しします。

メリットはたくさんあります。手術できる状態であれば、私はまず手術でがんを取り除くことをおすすめします。邪魔なものがあれば、まずそれを取り除いてしまう。そうすれば、その後の治療がとてもやりやすくなります。早期のがんだと、手術だけで良くなってしまう人もいます。

また、手術をすることでがんの種類や性質を正確に診断できるというメリットもあります。がんの組織を採取し顕微鏡で詳しく調べることを「生検」と言います。

生検ではがんの確定診断やそのがんの顔が確認できます。組織を取って調べることで、組織型やタイプなどがわかり、次にどういう手を打てばいいかという判断がしやすくなります。

手術は、がんの状況に応じて、根治につながるものから、一時しのぎとして行うものまでさまざまです。

がんが臓器や器官にとどまっていれば、手術できれいに切除することができます。しかし進行したがんだと、まだ見えていない転移や広範囲な浸潤があり、手術だけでは取り除けなく、がん細胞が残存する場合があります。

そんなときは、まず手術でがんの主病巣を取り除き、そのあと化学療法や放射線治療によって完治を目指すというやり方をします。

あるいは逆に、化学療法や放射線治療によって病巣を小さくしてから手術でがんを取り除くといったことをしています。

また、がんが大きくなって出血が止まらないときや腸閉塞を起こしたときには緊急手術を行います。これらの手術はがんを完治させるというよりも、一時退避の手段として行うこともあります。最近では、乳房の再建手術もよく行われるようになっていますが、この手術も治療とは直接的には関係ありません。

手術は、さまざまな状況の中で、それぞれに対応した方法をとることができます。がん治療の第一選択として多くのがん細胞が取り除かれるので、重視したい治療法です。

デメリットは、体を切るわけですからどうしても患者様は体力を消耗しますし、回復にも時間がかかることです。がんの広がり方や場所によっては、臓器や器官の機能を失ってしまうこともあります。そのことによって、体力的にも精神的にもダメージを受けることがあります。

女性だと、乳がんになって乳房を切除するのは抵抗があるだろうと思います。卵巣や子宮も同じです。

男性でも前立腺がんの手術で性機能に障害が出ることがあります。肛門に近い直腸がんの手術では、肛門も切除することになり人工肛門にせざるを得なくなります。

音楽家のつんくさんのように、咽頭がんの手術によって声を失ってしまうこともあります。

今までできていたことができなくなるリスクが、手術にはあります。できればそうしたくないということで、縮小手術や腹腔鏡・胸腔鏡を利用した低侵襲手術が主流になりましたが、それでも体を傷つけ切除する治療法ですから、患者様の体力を考えた上で手術をするかどうかを決める必要があります。

高齢者や心臓に持病を抱えているような方は手術が最適だと思われるような状態であっても手術できない場合もあります。

最近では、初期のものに対して体にダメージの少ない内視鏡手術も多くなってきました。内視鏡というのは、長い管の中に光ファイバーが通っていて、その先端から光を放って患者様の体の中を照らして調べる検査機器です。

口や鼻、肛門、膀胱から管を挿入します。その内視鏡の先端から電気メスやレーザー、ワイヤーなどを出して、内視鏡で検査をしながら、同時に病巣を切り取ってしまうというのが内視鏡手術です。

内視鏡手術も日進月歩で、患者様への苦痛も減っていますし、対応できる病態も増えてきています。これから、内視鏡手術はまだまだ進化していくのではないでしょうか。

とても進歩している手術ですが、限界はあります。手術は、がん細胞を完全に取りきれるかどうかが大きなポイントです。入念な画像チェックが行われますが、手術時にはまだ画像ではわからない小さな転移（マイクロ転移）には対応できないのが現状です。

他の臓器にがん細胞が飛び散っていたら、転移巣は手術では手に負えません。そこから再発する可能性があります。そこに、目に見える病巣を中心に切除する手術の限界があるのではないでしょうか。

## 抗がん剤のメリット、デメリット

次に抗がん剤（化学療法）です。抗がん剤は大きく二つに分けることができます。

### ●増殖を抑制する抗がん剤（分子標的薬やホルモン剤）

増殖シグナルの受容体や経路に作用してがんの増殖を抑える、分子標的薬やホルモン剤。

分子標的薬というのは、がん細胞に特異的に現れる特徴を遺伝子・分子レベルでとらえて、そこに働きかけることでがん細胞の増殖を抑えようという薬です。

たとえば、乳がんの患者様に投与されるトラスツヅマブ（商品名ハーセプチン）という分子標的薬があります。

乳がんの中には、表面に「ＨＥＲ２タンパク」をもっているがん細胞があります。「ＨＥＲ２タンパク」はがん細胞に増殖の指令を出します。

ハーセプチンは、このタンパクに作用して、働きをブロックしてしまいます。つまり、がん細胞への増殖の指令を出せなくしてしまうのです。

肺がんでも上皮成長因子受容体（ＥＧＦＲ）などを調べて陽性なら著効する分子標的薬で治療します。

ホルモン剤や抗ホルモン剤は、性ホルモンなどが関係しているホルモン依存性発がんの治療に使われます。

乳がんや子宮体がん、卵巣がんや前立腺がんなどでは、性ホルモンががん細胞の受容体と結びついて増殖のシグナルを促進することがあります。

性ホルモンが受容体と結合して増殖のシグナルが加速しないように、ホルモンを遮断するような働きをする薬を使用するのです。

## ●自滅を促進させる抗がん剤（細胞傷害型抗がん剤）

直接細胞のＤＮＡに作用したり代謝などに働きかけます。ほとんどの抗がん剤にはこの作用があります。細胞は、ＤＮＡ合成準備期→ＤＮＡ合成期→細胞分裂準備期→細胞分裂期という四つの段階を繰り返しながら増殖します。これを細胞周期と呼んでいます。

抗がん剤にはＤＮＡの合成を妨げる働きがあります。細胞周期で言えば、ＤＮＡ合成準備期、ＤＮＡ合成期にあるがん細胞にダメージを与えるのです。ですから、細胞周期を繰り返せば繰り返すほど、大きなダメージを受けることになるのです。

がん細胞はとても活発に増殖する細胞です。それだけ、正常な細胞に比べてＤＮＡ合成の機会が多く、ＤＮＡはもろいということです。それは抗がん剤の影響を受けやすくなるということでもあります。

抗がん剤は、経口摂取や点滴で投与しますから、手術や放射線治療のように限られた場所だけでなく、全身に効果が波及します。手術や放射線療法は局所しかコントロールできないので「局所治療」と言い、抗がん剤は「全身治療」と呼んでいます。

抗がん剤の効果は人によってもがんの種類によっても違います。効果が著しい場合には、腫瘍を短期間に縮小させることができます。

状況に応じてさまざまな使い方ができて、術前に投与してがんを縮小させたり、転移部分を抗がん剤で抑制してから手術をすることがあります。手術後には小さな転移を抑える目的で用いられます。

がん治療ではとても重要な役割を果たしている抗がん剤ですが、マイナス面もあります。それが副作用です。「抗がん剤は副作用ばかりで効果がない」と批判する人もいますが、決してそんなことはありません。

がんの種類によってはとても有効な治療手段だし、使い方次第ではとても鋭い切れ味を見せてくれます。ただ、両刃の刃のようなところもあって、副作用のことは頭に入れて治療に入る必要はあると思います。

なぜ、副作用が出るのか。先ほど、抗がん剤は分裂が盛んながん細胞に働きかけると言いましたが、分裂が盛んなのはがん細胞だけではありません。骨髄の中にある造血細胞、粘膜、毛根も、細胞分裂が盛んなため、抗がん剤の影響を強く受けます。

そのため、抗がん剤を使うと、白血球が減少したり、ひどい吐き気や食欲不振があったり、髪の毛が抜けてしまったりするのです。

白血球が減少すれば免疫力が低下します。感染症の危険性も高まります。あまりにも白血球が減少するようなら抗がん剤の投与をストップしなければならなくなります。

吐き気やおう吐もつらい副作用です。しかし、吐き気やおう吐を抑える薬もあるので、この薬を使いながらだと普通に食事もできるという患者様も増えてきています。

口内炎や消化器症状（下痢）を起こすと食事がとりづらくなり、ひどいときには食事がとれなくなって栄養不良を起こしてしまう場合もあります。そういうときには、抗がん剤を中止して高カロリーの栄養液を輸液することで乗り切ります。

脱毛は、毛根にある毛母細胞がとても活発に分裂するため、抗がん剤の影響を受けることで起こってきます。髪の毛がなくなるというのは、女性にとってはショッキングなことです。最近はとてもいいカツラも出ていて、それをつけて外出している方もいます。大変ですが、治療が終われば髪の毛も体毛も生えてきます。

副作用をできるだけ少なくし、最大の効果が出せる抗がん剤を投与したいのが医療者側の考え方です。有効な治療によって、がんは一時的に小さくなります。

しかし、もうひとつやっかいな問題があります。がん細胞には「耐性」という抗がん剤に対する抵抗力があって、必ずしもすべてのがん細胞を死滅させることができるとは限らないことです。

抗がん剤治療でいったんはがんが消えたように見えても、抗がん剤に対する耐性をもったがん細胞は残ってしまう可能性があります。それが増殖して、抗がん剤の効かないがんとして広がり再発していきます。抗がん剤に打ち勝った再発ですから、難治性の再発がんになります。

耐性には二種類あります。ひとつが「自然耐性」です。もともと抗がん剤が効きにくい性質をもったがん細胞というのがあります。たとえば、がん細胞の親玉とも言えるがん幹細胞です。すべての臓器や組織は、元になる細胞があってそれが分裂して作られます。その元になる細胞のことを幹細胞と言います。がんにも幹細胞があります。その細胞から分裂してがんは大きくなります。根っ子のような細胞ですから、パワフルで生命力があります。そのため、非常にストレスに強く、抗がん剤に耐えて生き残ることがあります。

がん幹細胞ばかりではなく、がん細胞には一個一個に個性がありますので、中には抗がん剤に強い細胞もあって、全身に散らばった微小ながん細胞には、自然耐性のあるものとないものが混在しています。

手術をしたあと、転移を防ぐために抗がん剤治療をすることがよくあります。抗がん剤は全身に広がりますから、自然耐性のないがん細胞は徐々に消えていきますが、自然耐性のあるがん細胞は残ってしまいます。

乳がんの標準治療として最近では手術前に抗がん剤を三～四カ月使用して、乳がんを縮小させてから手術をする場合が多くあります。この術前抗がん剤でがん消失率は約一〇％程度です。乳がんだけでなく、ほとんどのがんが抗がん剤だけでは、縮小はみられるも消失しにくいということがわかります。ほとんどのがんには抗がん剤に対する自然耐性の細胞が存在するからです。

もうひとつの耐性が「獲得耐性」です。がん細胞も、自分の身を守らなければなりませんから、抗がん剤の攻撃を受けると、がん細胞内に解毒酵素ができて抗がん剤の毒性を中和してしまったり、抗がん剤に反応しないように薬剤耐性遺伝子が働くと、細胞内に入った薬剤を外へ放出したりして、抗がん剤が効かないように働きます。

抗生物質に対する耐性をもった病原菌が現れているという話を聞いたことがあると思い

ます。抗生物質ができて感染症は撲滅できたかと思いました。しかし、抗生物質を長く使っていると、それに耐性のある病原菌が登場してきたため、抗生物質は感染症に対する万能の薬ではなくなってきました。

がんや病原菌だけでなくて、殺虫剤に耐性のあるハエが登場して、従来の殺虫剤では効果がなく、さらに強力な薬が必要になってきたという話もあります。

生命というのはストレスがあればそれに耐えるべく変化していくものなのかもしれません。がんの化学療法でも同じようなジレンマが発生しているのです。

副作用と耐性——この二つが抗がん剤治療の足かせになっています。

## 放射線治療のメリット、デメリット

放射線治療は、エックス線、電子線、ガンマ線、粒子線（重粒子線・陽子線）などの放射線を、がんの病巣やその周辺組織に照射する治療法です。

放射線の照射を受けると、がん細胞のＤＮＡは傷つき、分裂できない状態になります。

がん細胞の増殖はストップし、やがてアポトーシスが起こって、がんは消えていきます。手術と同じように、放射線治療にはがん根治の可能性があります。体の一部を切り取る手術よりも体へのダメージは少ないので、手術ができない高齢者や合併症のある人でも受けることができます。

放射線治療の特徴は、がんのまわりの組織は放射線の影響は受けてしまうものの、手術のように周囲を切り取るわけではありませんので組織は残ります。

機能に影響が出ることもありますが、それでも切り取ってしまうわけではないので、リハビリなどを通して機能を回復することができます。

喉頭がんでも、早期の場合は放射線治療が行われることが多くなりました。手術だと声を失ってしまいますが、放射線治療だと声を残すことができます。

舌がんは、手術だと舌の一部を切除することになり、さまざまな機能障害が出てきます。放射線治療だと舌が残せますので、食事や会話にも問題が起きにくくなります。

前立腺がんは、手術をすると性機能が失われてしまいますが、放射線治療だと温存することができます。

乳がんは放射線治療を使うことで乳房を温存することもできるようになりました。

食道がんは手術となると、食道を除去した上で胃を引っ張り上げて食道の代用とするわけですからとても大変です。放射線治療だと食道を残せますので後遺症のリスクは小さくなります。

しかし、放射線治療にもリスクはあります。抗がん剤と同じように副作用があります。放射線も抗がん剤と同じように分裂している時期の細胞ほどダメージが大きくなるので、白血球減少、食欲不振、全身の倦怠感などの副作用が治療中から現れることがあります。粘膜がただれて食事のときに痛みを感じることもあります。

子宮頸がんや前立腺がんで下腹部に照射する場合、腸の機能がダメージを受けて下痢が続くことがあります。

あごに放射線を受けると唾液腺が働かなくなり口の中が乾きます。

肺だと間質性肺炎を起こすこともあります。

放射線治療も両刃の刃です。ですから、放射線の専門医は、がんの位置を正確に把握し、どの部位にどの方向からどれだけの量を何回照射するのか、細かなところまで検討して、がんにだけ放射線を当て、まわりの正常な組織にはなるべく放射線が当たらないように治療計画を立てます。

放射線治療は標準治療の中でもっとも技術的な進歩が大きな治療法です。がん組織だけにピンポイントで照射できるような装置も開発されています。

これからまだまだ技術開発は進んでいくはずです。そうすれば、がんへの効果はますます高くなり、副作用は少なくなるという可能性もあります。

今後放射線治療は標準治療の中心的な役割を果たすような治療法になるのではないでしょうか。

## 標準治療のマイナスを埋める遺伝子治療

標準治療について簡単にお話ししてきましたが、現代医学のさまざまな研究の積み重ねの中で「標準」として認められているのですから、がんになればこれらを優先することが大事だろうと思います。

しかし、それで十分かというと、残念ながらたくさんの方ががんで亡くなっている現状を見れば、まだまだ足りないことがたくさんあると思われます。

がんのやっかいなところは、ひとつが「転移」であり、もうひとつが「浸潤」ではないでしょうか。がんと診断されると、まずは手術で切除することを考えます。

ひとつの臓器や器官にとどまっていればがんは取り切れます。それでひと安心なのですが、目に見えないがん細胞が残っている可能性があります。


がん細胞が転移すると転移した先で細胞分裂を繰り返して大きくなってくることがあります。それが再発です。血流に乗って別の臓器に付着し、そこから成長してくることがあります。それが血行性転移です。

リンパ流に乗って広がり転移するのがリンパ行性転移です。一方がんは局所で広がったり、徐々に深達していきます。深達して表面に達するとそこからがん細胞は周囲にまかれます。胸腔内や腹腔内でみられる播種性転移というものです。がんはいろいろな経路で広がっていきます。

周囲浸潤や転移を防ぐために抗がん剤や放射線を使ってがん細胞を叩こうとするのですが、がん細胞も生き残ろうとしますので、抗がん剤に強いがん細胞、放射線に強いがん細胞に変異して残ることがあります。

これが成長するとどうなるでしょうか。抗がん剤も放射線も効かない、難治性のがんが大きくなることになります。

よくがん細胞は高熱に弱いので温熱療法がいいと言われます。温熱療法には賛否両論があり、がんは熱に弱い、免疫能が高まる、治療薬が到達しやすいという意見と、がん血流が増して転移しやすくなる、がんが活性化するという意見があります。

たくさんの方がそういう治療を受けていると思いますが、温熱療法に対しては時期や状態による検討が必要だと考えます。また熱に強いがん細胞もあるので効果が得られない場合もあります。

私たちにとってがん細胞は邪魔なものですから、何とか排除しようとします。しかし、がん細胞の立場に立ってみれば、そうやすやすと排除されてたまるかということになります。相手の攻撃に負けないような対抗手段をとってきます。これではどうしてもいたちごっこになってしまいます。

そこにひとつのくさびを打つ手が必要です。

標準治療は、がんというやっかいなものができたのでそれを排除しようという治療法です。熱が出れば解熱剤を出して熱を下げようという手法にも通じます。つまりは、原因を取り除くといった対症療法ということになります。

私は、標準治療によって邪魔なものを取れるだけ排除して、残存した難治性のがん細胞に、もっと根本的なところからアプローチすることができないかと考えました。根本的というのは、なぜ正常細胞ががん化するのかというところです。

がんは前章でもお話ししたように遺伝子の異常からくるものです。

主に、p53遺伝子、PTEN遺伝子、p16遺伝子という三つの遺伝子の機能が低下したり、異常が起こったりすることで正常細胞はがん細胞になってしまいます。

無制限に増殖を繰り返し（無限増殖）、いつまでも死なない（不死）というがん細胞特有の性質をもって、その人の体の中をどんどんと支配していきます。

がんが成長すると、ほかの臓器や器官が正常に働けなくなり、さまざまな不具合が起こってきます。栄養分も横取りされてしまいます。どんどんと体調が悪くなり、衰弱していきます。そしてついには人の命を奪ってしまうのです。

## 「遺伝子を正常に戻してあげればいい」から生まれた遺伝子治療

**遺伝子の異常でがんが発生するなら、遺伝子を正常に戻してあげればいい。そういう発想で遺伝子治療は生まれました。**

がんが見つかればできるだけそれを排除しましょう。それが標準治療の役割です。手術で取れるものなら取ってしまう。抗がん剤や放射線で消せるものは消してしまう。しかし、先ほどから言っているように、それだけでは消しきれない残存がん細胞によって、再発が起こってきます。再発は難治性で、そうなると次の手がかなり困難になってきます。

ですから、手術や抗がん剤、放射線と並行して遺伝子治療もやってみたらどうだろうかということです。

残ったがん細胞、耐性をもったがん細胞でも、がん抑制遺伝子を投与すれば、正常な働きを取り戻します。この場合の正常な働きとは増殖抑制と自滅促進です。

このように**がん抑制遺伝子を使えば、難治性の浸潤や転移を防げるわけです。**がんに対する賢い治療法は、標準治療のいいところだけ利用し、標準治療の弱点を遺伝子治療で補うことです。

標準治療において手術後、転移や残存がん細胞の可能性があれば抗がん剤を使用します。ただでさえ手術後で体力が落ちている中、副作用が強い抗がん剤はかなり辛い治療になります。また再発した後の抗がん剤も強いものを選択するため辛い治療となります。このような辛い抗がん剤からでも、逃げ勝つがん細胞があるのが大変残念です。

せっかく辛い治療に耐えているのだから、その効果を最大限にあげたいという考えがあっても当たり前です。

**遺伝子治療を標準治療に追加する複合療法で抗がん剤の効果をより高め、抗がん剤に耐性のあるがん細胞も直接自滅させ、副作用がほとんどない有効的な治療法となります。標準治療をしてあとは遺伝子治療に任せるということもできるのです。**

遺伝子治療が加わることで、患者様への肉体的な負担がかなり軽くなるはずです。

私は、他にも免疫療法を加えた複合療法も提案しています。そうすることで、治癒の可能性がさらに高まり、副作用や後遺症で苦しむ患者様を少なくすることができます。

## 遺伝子治療は転移や浸潤など、再発のがんにも効果が高い

これまでの話と重複するところはありますが、第一章と第二章でお伝えしたことを最新のデータを使いながらまとめておきます。

がんは死を連想させる病気ですが、がんになったからと言って死ぬとは決まっていません。早期に発見できれば手術だけで完治する人はたくさんいます。怖いのは、「再発」であり「転移や浸潤」です。これがなければ、がんはそれほど恐れる病気ではありません。

国立がんセンターが「二〇〇二～二〇〇六年追跡例の一〇年相対生存率」というデータを発表しています（次ページ図）。男女別・部位別に限局（その部位だけにとどまっているがん）、領域（周囲のリンパ腺に転移があるがん）、遠隔（離れた臓器に転移しているがん）とわけて、その生存率を見たものです。

男性ですと、胃がんの場合、限局の生存率が九六・二％に対して、領域になると三八・三％まで低下し、遠隔だと三・七％という低い数字になります。直腸がんの場合、限局だと

## 男性 部位別 臨床進行度生存率

| | | | | |
|---|---|---|---|---|
| 罹患数 | 86,656例 | 胃 | 5年生存率 | 65.3% |
| 罹患率 | 140.1例 | | 10年生存率 | 61.3% |
| 死亡数 | 29,745人 | | 限局10年生存率 | 96.2% |
| 死亡率 | 40.9例 | | 領域10年生存率 | 38.3% |
| | | | 遠隔10年生存率 | 3.7% |
| 罹患数 | 76,879例 | 肺 | 5年生存率 | 27.0% |
| 罹患率 | 124.3例 | | 10年生存率 | 18.1% |
| 死亡数 | 53,002人 | | 限局10年生存率 | 58.4% |
| 死亡率 | 87.4例 | | 領域10年生存率 | 13.7% |
| | | | 遠隔10年生存率 | 1.7% |
| 罹患数 | 73,764例 | 前立腺 | 5年生存率 | 97.5% |
| 罹患率 | 119.2例 | | 10年生存率 | 78.0% |
| 死亡数 | 12,013人 | | 限局10年生存率 | 97.7% |
| 死亡率 | 19.8例 | | 領域10年生存率 | 73.2% |
| | | | 遠隔10年生存率 | 22.7% |
| 罹患数 | 42,745例 | 結腸 | 5年生存率 | 73.8% |
| 罹患率 | 76.4例 | | 10年生存率 | 68.9% |
| 死亡数 | 17,564人 | | 限局10年生存率 | 95.9% |
| 死亡率 | 28.9例 | | 領域10年生存率 | 61.6% |
| | | | 遠隔10年生存率 | 10.4% |
| 罹患数 | 24,993例 | 直腸 | 5年生存率 | 69.9% |
| 罹患率 | 47.6例 | | 10年生存率 | 60.8% |
| 死亡数 | 9,770人 | | 限局10年生存率 | 91.4% |
| 死亡率 | 16.1例 | | 領域10年生存率 | 50.3% |
| | | | 遠隔10年生存率 | 7.3% |
| 罹患数 | 27,315例 | 肝臓 | 5年生存率 | 33.5% |
| 罹患率 | 44.1例 | | 10年生存率 | 9.6% |
| 死亡数 | 17,822人 | | 限局10年生存率 | 15.0% |
| 死亡率 | 29.4例 | | 領域10年生存率 | 3.6% |
| | | | 遠隔10年生存率 | 0.6% |
| 罹患数 | 19,067例 | 食道 | 5年生存率 | 36.0% |
| 罹患率 | 30.8例 | | 10年生存率 | 24.0% |
| 死亡数 | 9,580人 | | 限局10年生存率 | 51.4% |
| 死亡率 | 15.8例 | | 領域10年生存率 | 17.8% |
| | | | 遠隔10年生存率 | 2..2% |
| 罹患数 | 18,745例 | 膵臓 | 5年生存率 | 7.9% |
| 罹患率 | 30.3例 | | 10年生存率 | 4.6% |
| 死亡数 | 17,401人 | | 限局10年生存率 | 22.8% |
| 死亡率 | 28.7例 | | 領域10年生存率 | 4.9% |
| | | | 遠隔10年生存率 | 1.2% |

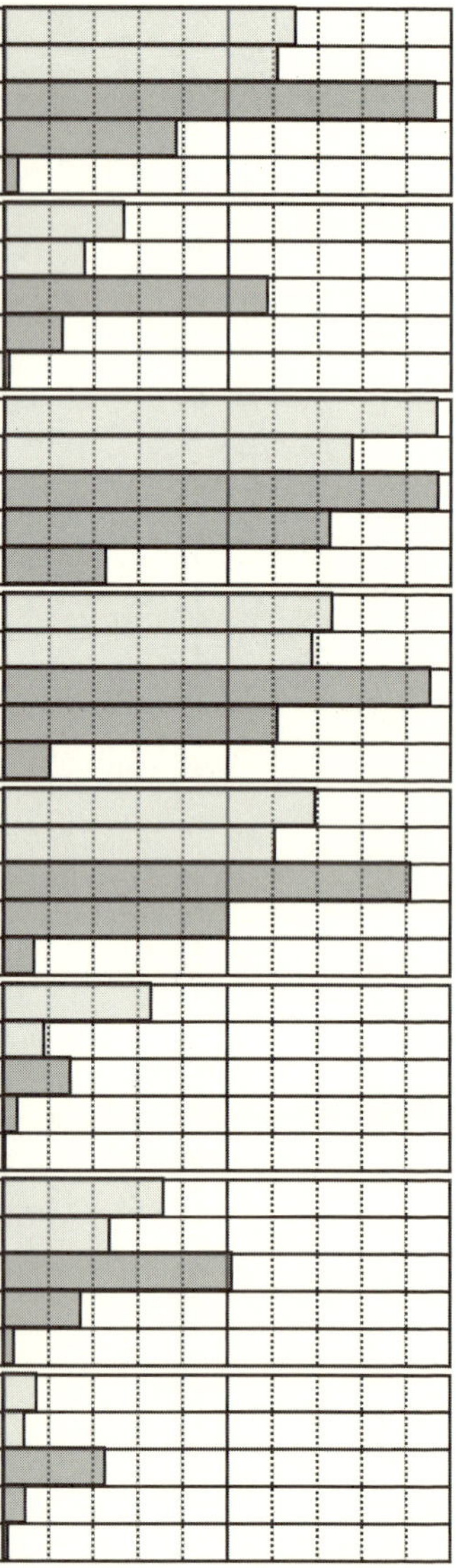

※罹患率（2014年度）・死亡率（2017年度）は人口10万人当たり何例かの割合となります。

## 女性 部位別 臨床進行度生存率

| | | | | |
|---|---|---|---|---|
| 罹患数 | 76,257例 | 乳房 | 5年生存率 | 91.1% |
| 罹患率 | 116.3例 | | 10年生存率 | 79.3% |
| 死亡数 | 14,285人 | | 限局10年生存率 | 93.7% |
| | | | 領域10年生存率 | 68.3% |
| 死亡率 | 22.3例 | | 遠隔10年生存率 | 14.7% |
| 罹患数 | 41,228例 | 結腸 | 5年生存率 | 69.3% |
| 罹患率 | 62.9例 | | 10年生存率 | 62.8% |
| | | | 限局10年生存率 | 94.5% |
| 死亡数 | 17,785人 | | 領域10年生存率 | 61.3% |
| 死亡率 | 27.8例 | | 遠隔10年生存率 | 7.3% |
| 罹患数 | 16,507例 | 直腸 | 5年生存率 | 70.3% |
| 罹患率 | 25.2例 | | 10年生存率 | 63.2% |
| | | | 限局10年生存率 | 92.4% |
| 死亡数 | 5,562人 | | 領域10年生存率 | 54.3% |
| 死亡率 | 8.7例 | | 遠隔10年生存率 | 7.4% |
| 罹患数 | 39,493例 | 胃 | 5年生存率 | 63.0% |
| 罹患率 | 60.2例 | | 10年生存率 | 58.2% |
| | | | 限局10年生存率 | 95.2% |
| 死亡数 | 15,481人 | | 領域10年生存率 | 39.2% |
| 死亡率 | 24.2例 | | 遠隔10年生存率 | 2.6% |
| 罹患数 | 35,739例 | 肺 | 5年生存率 | 43.2% |
| 罹患率 | 54.5例 | | 10年生存率 | 31.2% |
| | | | 限局10年生存率 | 79.0% |
| 死亡数 | 21,118人 | | 領域10年生存率 | 15.7% |
| 死亡率 | 33.0例 | | 遠隔10年生存率 | 3.1% |
| 罹患数 | 17,411例 | 膵臓 | 5年生存率 | 7.5% |
| 罹患率 | 26.6例 | | 10年生存率 | 4.8% |
| | | | 限局10年生存率 | 24.6% |
| 死亡数 | 16,823人 | | 領域10年生存率 | 4.5% |
| 死亡率 | 26.3例 | | 遠隔10年生存率 | 1.1% |
| 罹患数 | 13,889例 | 子宮体部 | 5年生存率 | 81.1% |
| 罹患率 | 21.2例 | | 10年生存率 | 75.6% |
| | | | 限局10年生存率 | 91.5% |
| 死亡数 | 2,526人 | | 領域10年生存率 | 55.1% |
| 死亡率 | 3.9例 | | 遠隔10年生存率 | 17.4% |
| 罹患数 | 10,490例 | 子宮頸部 | 5年生存率 | 73.4% |
| 罹患率 | 16.0例 | | 10年生存率 | 66.1% |
| | | | 限局10年生存率 | 91.1% |
| 死亡数 | 2,795人 | | 領域10年生存率 | 43.5% |
| 死亡率 | 4.4例 | | 遠隔10年生存率 | 7.1% |

参考：国立がん研究センター がん情報サービス がん統計より

九一・四％も生存しているのに、領域では五〇・三％、遠隔七・三％となります。すい臓がんは限局でも二二・八％しかなく、領域になると四・九％、遠隔だと一・二％の生存率しかありません。どの部位であっても、数字は違いますが、生存率は転移や浸潤があると、ぐっと下がってしまいます。

それだけ早期の発見が大切だということでもあり、早期に発見されても手術をして終わりにするのではなくて、転移や浸潤などの再発を防ぐ何らかの方策が必要だということが、このデータからは読み取れます。

がんは約五ミリの大きさになると画像検査で見つけることができます。このときのがん細胞の数は一億個です。分裂を二七回繰り返してここまでの大きさになります。これが早期発見です。早期でも一億個のがん細胞が固まっているのです。それが一カ所に留まっていれば手術が有効です。しかし、がん細胞というのは一カ所にがんができていればいいのですが、検査で見つからない小さな塊があちこちに行っている可能性があります。この検査でも見つからない小さな転移をマイクロ転移と言います。

がんは発見できる最小の五ミリから加速するように大きくなり、そこからさらに九回分裂するとがんの大きさは四センチになります。この間に転移が起こると言われています。

転移したがん細胞が大きくなると次ページの図でわかるように領域あるいは遠隔となりますので、治療がとても難しくなってしまいます。

ですから、がんの状態を考えて、血行転移、広範囲リンパ節転移、広範囲浸潤転移などの危険性が考えられると、術後に抗がん剤で再発を予防しようという治療が行われています。

しかし、すでにお話ししたように、がん細胞には抗がん剤耐性というのがあって、抗がん剤の攻撃から生き残る（自然耐性＋獲得耐性）細胞が出てきます。これが成長するとやっかいなことになります。抗がん剤が効かないがん細胞ですから、いわゆる難治性のがんとなります。そこが再発のやっかいなところです。

**その点、遺伝子治療は耐性がほとんどありません。がん細胞に直接入り込んで遺伝子を修復し、修復できないものはアポトーシスさせることができるので、体中にがん細胞が散らばっていても、それを撃退することが可能なのです。**

標準治療では、再発した転移巣に対しても抗がん剤治療が行われます。抗がん剤の効果はとても鋭いものがありますので、一時的にはがん細胞が減少します。がんが小さくなっ

# がん細胞の激しい増殖

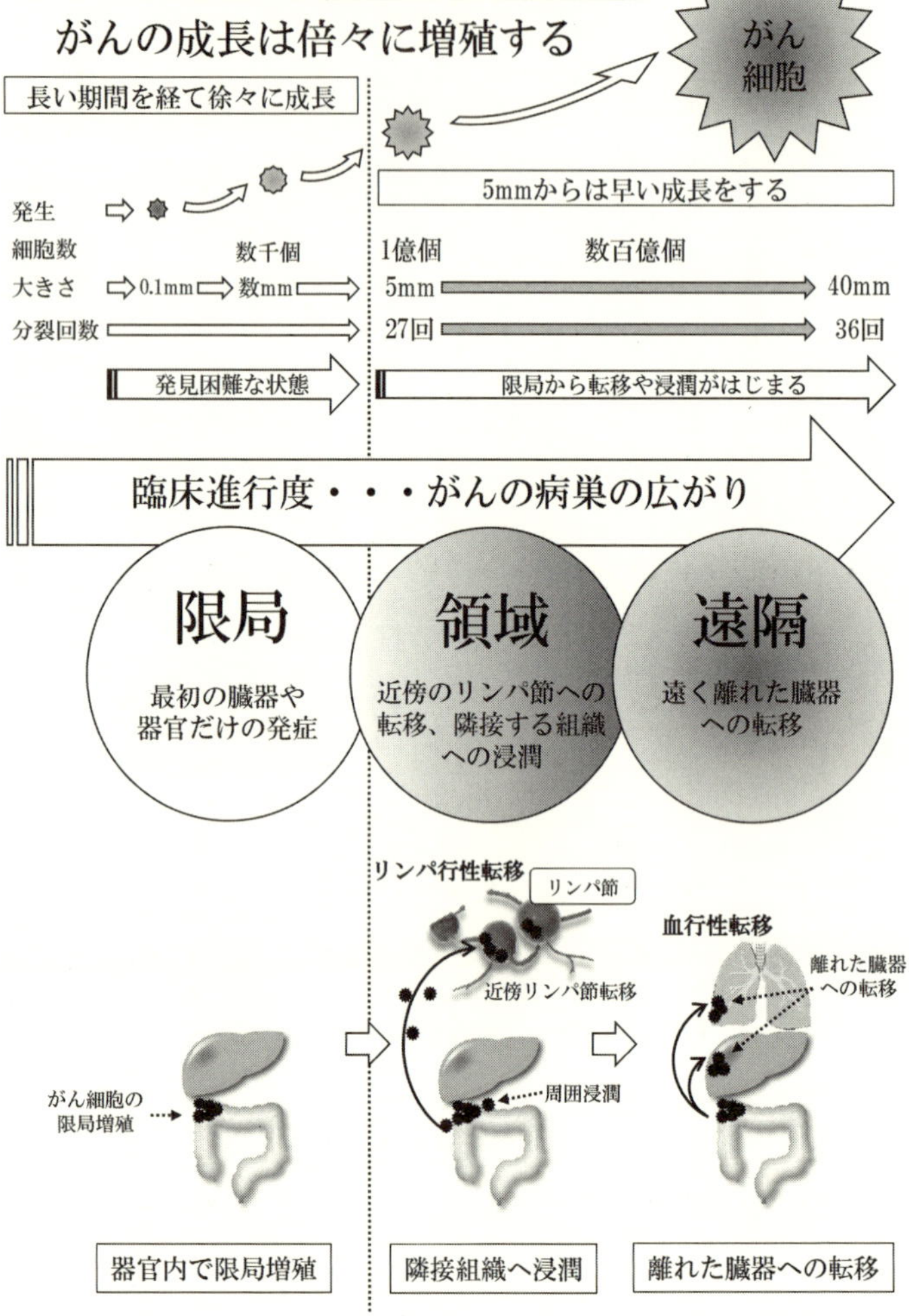
がんの成長は倍々に増殖する
長い期間を経て徐々に成長
がん
細胞
5mmからは早い成長をする
発生
細胞数
数千個
1億個
数百億個
大きさ
0.1mm
数mm
5mm
40mm
分裂回数
27回
36回
発見困難な状態
限局から転移や浸潤がはじまる
臨床進行度・・・がんの病巣の広がり
限局
最初の臓器や
器官だけの発症
領域
近傍のリンパ節への
転移、隣接する組織
への浸潤
遠隔
遠く離れた臓器
への転移
リンパ行性転移
リンパ節
近傍リンパ節転移
血行性転移
離れた臓器
への転移
がん細胞の
限局増殖
周囲浸潤
器官内で限局増殖
隣接組織へ浸潤
離れた臓器への転移

て効果が出たと喜ぶのですが、ほとんどの場合、それは一時的な喜びで終わってしまいます。

自然耐性のあるがん細胞が生き残って増殖を始め、さらには獲得耐性をもったがん細胞も増殖して大きくなります。こうなると、治療の手立てはなくなってしまいます。苦しい抗がん剤治療に耐えてせっかく八割のがん細胞をやっつけても、二割が残ってしまえば、それが難治性のがんとなって大きくなってしまうのです。

ただ方法がないわけではありません。治療のチャンスは、抗がん剤でがんが小さくなったときです。もっともがんの勢力が衰えているときですから、ここを逃してしまうと、あとは末期がんにまっしぐらとなってしまいます。

方法は四つあります。

1. **場所がわかっていて取り切れるものなら手術**
2. **場所がわかっていて照射が可能なら放射線治療**
3. **腫瘍を攻撃する効果が期待できるなら免疫療法**
4. **がん細胞に直接入り込む遺伝子治療**

再発のがんはもちろん、再発予防も対処法は同じです。

もちろん、複合的に使う方が、効果は増大します。とにかく、転移や浸潤で再発したがんはとても治療が難しく、治療のタイミングと方法がとても大切です。

現在は遺伝子治療を中心に行っていますが、転移や浸潤などの、再発があって領域という状態になってしまった場合でも、がんを縮小させて、ある人は消えてしまうし、ある人は小さいまま大人しくしているという症例はたくさんあります。

**遺伝子治療は、転移や再発を予防するのにとても有効な治療法であり、転移や浸潤など再発したがんであっても治癒にもっていける可能性はまだまだ高いのです。**

次章では、最新の遺伝子治療についてお話しします。遺伝子治療というのは未来の治療法のように思っている方もいるかもしれませんが、ここ数年、驚くほどの進歩を遂げて、だれもが受けられる状況になっています。確実な効果も出ています。

皆様の期待を裏切らない治療法だと自負しています。その可能性を感じていただければと思います。

# 第三章

# 驚くほど進歩を遂げている遺伝子治療のさらなる可能性

## 遺伝子治療で、がんの再発した転移を克服できた

がんかもしれないとなると、まずは画像検査や生検が行われます。そこでがんと確定すれば治療方針が決められます。

あるひとつの臓器や器官内にとどまっている小さながんであれば手術で取り除けます。それで完治する場合もあります。手術が可能であれば手術を受けることをおすすめします。とにかく悪いところを取ってしまうのは治療の第一の選択肢です。

しかし、手術を受けた人の半分以上が抗がん剤を使ったにもかかわらず、再発して病院に戻ってきます。この事実を見逃してはいけません。

**生命を脅かす再発——これががんの怖さのひとつです。**

再発を防ぐためには抗がん剤を使います。抗がん剤は血液に乗って全身を巡りますから、体のあちこちに広がったがん細胞に対する効果が期待できます。しかし、抗がん剤にも限界はあります。いくら全身を巡ると言っても、すべてのがん細胞を消し去るのは、かなり

困難だし、抗がん剤に対する自然耐性をもっていたり、後天的に獲得耐性ができるがん細胞もあって、それが生き残って再発につながるからです。

再発したがんは、抗がん剤に対する耐性をもっていますから、より難治性の治療となり、かなりやっかいになります。

周囲に浸潤やリンパ節転移があると疑われる場合は、放射線治療が追加で行われることがよくあります。照射範囲の局所的な転移ならこれで対処できますが、照射範囲外に転移していると、もう手に負えなくなってしまいます。

「転移」したがんとなると、標準治療だけで完治までもっていくのは厳しいと考えるのが現実的だと思います。

そうならないためには、まずは早期に発見して治療を受けることです。健康診断はまめにやってください。「早期がんで完治した」「比較的早かったのでがんは取りきれた」と言われても油断しないでください。

再発の可能性は早期がんや取りきれたと言われたがんにもあります。つまり抗がん剤だけでは再発を防ぐことはかなり難しいということです。

がんを治療する場合、標準治療としての三大治療を使い、それ以外に自分自身の健康管理としての食事に気をつけたり、運動を心掛けたり、ストレスを上手に発散するような生活をするようにし、定期的に検査をして再発がないかをチェックすることも大切です。

いろいろ努力しても再発することは多々あります。あるいは見つかったときにすでに転移があり、一時良くなっても多くは再燃（再び悪化）します。標準治療をしていたのにも関わらず再発・再燃する。がん治療としての武器が足りないと、すべてのがん細胞を消滅させることができず完治には至りません。

**このような標準的ながん治療に、遺伝子治療が加わるとどうなるでしょうか。再発、再燃という分厚い壁に穴をあけられる可能性が出てきます。**

**遺伝子治療は副作用がほとんどありませんから、患者様の体に負担がかかることなく追加治療できます。また抗がん剤や放射線治療の治療効果を増強させることもできます。**

症例をお話しすれば、遺伝子治療の可能性を感じていただけると思います。

## ★乳がんの手術後、半年で十数カ所に転移した女性

まずは、乳がんの手術をしたのですが、半年後に再発が見つかり、それも体のあちこち

に転移していたという方です。手術後には再発予防のため抗がん剤治療を受けています。それでもたった半年でがんは広がってしまいました。

たぶん、手術前にすでに転移があったのだろうと思います。再発は、リンパ節転移として頸部、鎖骨上下、傍胸骨などに十数カ所。血行転移として、反対側のろっ骨や同じ側の腸骨にも飛んでいました。

抗がん剤では手に負えません。かなり増殖も速いがんです。

何とか進行を止めないといけません。そのためには遺伝子治療が一番です。

遺伝子治療は、増殖をストップさせたり、異常な細胞をアポトーシス（細胞死）させるがん抑制遺伝子を患者様の体内へ入れるという治療法です。

がんの塊に打ち込んだり（局所治療）、点滴で全身に流したりします（全身治療）。分裂が止まらないがん細胞には分裂をストップさせる命令を発する抑制遺伝子が効力を発揮します。

アポトーシス機能が働かなくなっているがん細胞には、その機能を発揮するがん抑制遺伝子が作用してアポトーシスを誘導します。

この患者様の場合、リンパ節の転移には五～六カ所に治療タンパクの局所注射をしてこれ以上転移が広がらないように抑え、骨転移にも局所注射をしました。新たな転移が発症しないように点滴による全身治療も行いました。

**その結果、転移していたがんが急激に小さくなりました。数も減りました。頸部などにあった十数カ所のリンパ節転移が残り二個になりました。局所注入したろっ骨や腸骨への転移も消えてしまいました。**

ここまでくると、標準治療でも対応できるようになります。この方の場合はサイバーナイフ（定位放射線治療装置）の治療を行いました。体のあちこちに転移してしまって、どうしようもないという状況であっても、遺伝子治療を使えば、治療の手立てが出てくる場合がよくあるのです。

## ★手術は難しい一三センチという大きさの肝臓がんが見つかった男性

次に一三センチという大きな肝臓がんが見つかった男性の症例です。手術は難しい大きさです。そこでがん細胞に栄養を送る血管を遮断する血管塞栓術を施しました。いわゆるがんの兵糧攻めです。

その後、鎖骨下動脈から肝固有動脈に直接カテーテルを入れて、肝動脈に遺伝子治療として高濃度の治療タンパクを二四時間持続投与しました。抗がん剤の併用もしました。

その結果、がんは三センチほどになりました。これで治療法の幅は広がります。手術ができるようになることもあります。

## ★食道がんの女性、放射線でがんは治すことはできたが、再発予防のために遺伝子療法を行う

食道がんの女性ですが、放射線でがんは消すことができました。しかし、食道がんはいったん放射線でがんを消すことができても、リンパ節転移で再発することが多いので油断できません。

しかし、患者様自身が抗がん剤を嫌い、標準治療では、見た目でがんが消えたと判断されれば、積極的な治療は行われません。静かに進行する見えないがんの転移には対応ができないのです。

こういう場合は、積極的な再発の予防をする必要があります。そこに遺伝子治療を使いました。点滴で全身に遺伝子を巡らせました。

さらに、内視鏡を使って食道の元病巣にも治療タンパクを打ち込みました。病巣に打ち

込めば、そこから治療タンパクがリンパの流れに吸収されます。リンパ節に転移があっても、それを消し去ってしまえることが期待できるからです。

こういう形で遺伝子治療は再発（転移や浸潤）に対応できる治療法です。もちろん、遺伝子治療だけでがんが消える場合もあります。本書のテーマである標準治療や免疫療法を併用した複合療法だと、さらに効果は高まります。

## 五種類を超える治療タンパクで、がんを抑制する

がんは遺伝子の異常によって発生する病気だというお話をしました。遺伝子は私たちの体の中で起こっているあらゆることをコントロールしています。それも緻密に行っています。ですから、私たちは健康でいられたり、病気になっても回復することができます。

私たちは約六〇兆個の細胞からできています。ひと口で六〇兆と言いますが、大変な数です。地球上の人類の数が七〇億人余りですから、その一万倍近い数です。

私たちは、いろいろなものを食べたり、呼吸をしたり、働いたり、遊んだりしながら日々を過ごしています。体の中にさまざまなものを取り入れ、体内ではたくさんの化学反応が起こっています。

そんな中に細胞はあるわけですから、すべての細胞が健康に寿命をまっとうできるはずがありません。七〇億人の地球上の人類でさえも、病気や事故、あるいは災害、戦争で亡くなる人はたくさんいます。細胞も同じように、病気になったり、事故にあうなどの異常事態に遭遇することがあるはずです。

そんなとき、人体では、細胞一個一個の問題が全体の健康に影響を及ぼさないような防御システムが用意されています。その防御は遺伝子にプログラムされているのです。

細胞が病気になったり傷がついたりすると、まずはそれを修復しようと働きます。何とか健康な状態に戻そうとするわけです。しかし、どうしても修復ができないとします。そうなると、アポトーシスの遺伝子がＯＮになります。つまり、細胞を自滅させることでまわりに悪影響を与えないようにするのです。また増殖しすぎると細胞は細胞分裂をストップさせる遺伝子がＯＮになり、増殖を止めようとします。

ところが、細胞分裂をストップさせる遺伝子やアポトーシスをさせる遺伝子が壊れたり、機能が低下することがあります。このような状態では増殖が止まらない、自滅できない、という細胞が発生します。

このような細胞が、がん細胞になるのです。アポトーシスが故障して増殖が止まらない。このように完成したがん細胞は敵なく無人の野をゆくがごとく、どんどんと大きくなっていきます。

**遺伝子治療は、これらの遺伝子が原因となって起こった、がん細胞の異常を正常に戻し自滅させるという治療法です。「がん細胞の増殖を止める」ことと「がん細胞をアポトーシスに誘導する」ことが遺伝子治療の二つの柱となります。**

このときに使われるのが治療タンパクと言われるものです。それは、三つのがん抑制遺伝子、増殖因子（ＣＤＣ６）を抑制するＲＮＡ、がんの発現に関する因子（ＥＺＨ２）を抑制するＲＮＡなど五種類で構成されていました。

**今回、特筆したいのは、ここにガンキリンという多くのがん抑制物質の働きにストップをかける物質を抑制する治療タンパク（ガンキリン抑制ＲＮＡ）が加わったことです。ま**

**た一歩、遺伝子治療はがんを抑制するために進歩しました。**

ほかにも、今までとは違う方面から増殖を止める遺伝子関連物質、乳がんや腎臓がんに有効な遺伝子産物など、患者様に合わせて配合を工夫して投与しています。

遺伝子治療の良し悪しを決めるポイントは

**①多くの種類の治療タンパクをもち、病態やがんの種類に対応できる。**

**②がん病巣の核内に、より多くの治療タンパクを運び込めるベクター（運び屋）である。**

優れた遺伝子治療は、ただ治療タンパクを患者様の体内に投与するばかりではなく、できるだけ効率よくがん組織に治療タンパクを届ける技術（ドラックデリバリーシステム＝ＤＤＳ）も開発されました。これを使うことでより高濃度の治療タンパクががん組織に届けられますので、治療の効果は飛躍的に高まりました。

まずは治療タンパクについて一つひとつ説明していきます。

止まらない増殖をストップするにはどうしたらいいか。がんの異常な分裂の加速に関与しているタンパク質がわかっています。

**それが「CDC6」と呼ばれているタンパクです。**正常な細胞の分裂は、DNAの合成の準備（G一期）から始まり、DNAの合成（S期）へと進み、分裂の準備（G二期）、そして分裂（M期）をへて二つの細胞になり、分裂が停止（Gゼロ期）します。

正常細胞ではCDC6は、G一期のときに少量出て、分裂への勢いをつける働きをします。適度にアクセルをふかせて分裂を促すのがCDC6の働きですが、がん細胞ではこのCDC6が大量に発生します。適度をはるかに超えてものすごい勢いで分裂が加速します。細胞分裂は暴走状態になってしまうのです。

**細胞分裂を落ち着かせるには増殖遺伝子CDC6を大量に作らせないようにしないといけません。そこで、CDC6抑制RNAというタンパクを投与するのです。**

人は遺伝子情報からいろいろなタンパク質を作ります。遺伝子に書かれた情報からタンパク質を作るには、その情報をいったんRNA（リボ核酸）という記憶装置にコピーします。RNAは、リボソームというタンパク質製造工場に向かい、そこで設計図のコピーを渡して、その配列をもとにタンパク質が作られます。

CDC6抑制RNAは、CDC6を作るためのRNAにくっつくように反対の遺伝情報から作られています。そうすると、遺伝子情報がコピーできなくなります。コピーできなければ工場に設計図が届きませんから、ＣＤＣ６は作られなくなります。

こういうやり方を専門用語で「ＲＮＡ干渉」と言います。がん細胞は大量にＣＤＣ６を産生するのでＲＮＡ干渉を利用してＣＤＣ６の産生を抑制するのです。

ＲＮＡ干渉というある種のタンパクを抑制する方法の発見は、二〇〇六年にノーベル賞医学賞・生理学賞を受賞しています。

ＲＮＡ干渉によってＣＤＣ６の発現がなくなれば、細胞分裂の暴走もおさまります。細胞分裂がおさまれば、いくらがん細胞といえども制圧しやすくなります。がん抑制遺伝子も働きやすくなります。

がんで大量に作られるＣＤＣ６を抑制することは、分裂速度を弱めて他の遺伝子治療の効果を高めることにも繋がるがん治療の一つです。

遺伝子治療はマスコミでも紹介されることが多くなってきて、がんの患者様や家族の方からも大きな期待が寄せられています。それだけのポテンシャルのある治療法だと、私も自負しています。

ただ、どんな治療法もそうですが、話題になればなるほど、玉も石も多くなるものです。私の方法がベストとは言いませんが、遺伝子治療を選ぶ上で、多種の治療タンパクと優れたベクターの対策があるかどうかはチェックするといいと思います。

もうひとつ、最近になって治療プログラムに加わったのが**「EZH2抑制RNA」**という物質です。EZH2というのは、がん細胞などの発現に大きく関与するタンパク質です。特に、進行の速いがん細胞を調べてみると、EZH2が大量に存在します。よく「性質の悪いがん」「予後の悪いがん」という言い方をしますが、そういうがんにはEZH2が大量に存在することがわかっています。

EZH2も、CDC6と同じように、正常な遺伝情報からマイクロRNAのコピーで作られますので、RNA干渉を使えば、EZH2の産生を抑えることができます。

それによって、がんの発現を抑えたり、再発の予防に重要な働きをします。EZH2の治療プログラム加入は、遺伝子治療の効果を高める上で重要なことです。

**さらにここに加わったのが「ガンキリン抑制RNA」です。**京都大学名誉教授の藤田潤先生ががん細胞から多くのがん抑制遺伝子やがん抑制物質の働きを阻害する物質が発現し

ているこ とを発見し、その物質を特定しました。それがガンキリンです。ガンキリンは多くのがん細胞から発現していて、がん抑制遺伝子や抑制物質を働かせまいとします。ですから、せっかく投与したp53などがん抑制遺伝子も十分に効果を発揮できません。遺伝子治療がさらなる先へ進めない原因のひとつがガンキリンにもあったのです。

ガンキリンという物質が特定されましたので、ガンキリンが作れないようにするRNAを投与することで、遺伝子治療は大きく前進することができます。

ガンキリンは高率に種類のがんの初期段階からステージⅣまで発現していることがわかっています。**このガンキリンが特定されたことは、遺伝子治療にとっては、とんでもなく大きな出来事です。近い将来、ガンキリン抑制RNAを使ってない遺伝子治療には疑問符が出るようなことになるはずです。ガンキリンは、それくらい重要な鍵を握っているのです。**

私はガンキリンを抑制できるようになって、いよいよ遺伝子治療の時代がくると実感しています。ガンキリン抑制RNAが加わった治療タンパクは、私どもしか使っていないものです。

乳がん（がんの増殖能力が高く、治療薬が限られているトリプルネガティブ乳がんなど）や尿路系のがんで発育が速く、転移しやすいものはがんの組織内でＧＡＴＡ３という物質が低下しています。ＧＡＴＡ３はがんを安定させる物質です。

またＧＡＴＡ３はＥＺＨ２とも関係があり、ＥＺＨ２を抑制することによりＧＡＴＡ３は増加します。

つまりＥＺＨ２抑制ＲＮＡとＧＡＴＡ３を投与することにより、がんの転移巣の活動などを抑えることができます。

私たちは以前からのＥＺＨ２抑制ＲＮＡに加え、ＧＡＴＡ３の投与を開始しました。

さらには、後述しますが、遺伝子の運び屋であるベクターやドラックデリバリーシステムといった最新技術が効果にも大きく影響します。

## がんをアポトーシスさせる遺伝子【p53遺伝子】

第一章でも簡単に触れましたが、がんを抑制する遺伝子についてお話ししたいと思います。がん細胞には「不死」と「無限増殖」という性質があります。いずれも遺伝子の異常や機能低下から起こることで、ここを解決しないとがんはよくなっていきません。

私が遺伝子治療で使っているがん抑制遺伝子は、ＰＴＥＮ（ピーテン）、ｐ16、ｐ53という三つの遺伝子です。「不死」に対してはｐ53とｐ16が働き、「無限増殖」にはＰＴＥＮが働きます。

これらがどんな遺伝子なのか、順番に見ていきましょう。

まずはｐ53遺伝子です。以前の遺伝子治療で使われていたのは、ＣＤＣ６抑制ＲＮＡでした。そのあとＰＴＥＮやｐ16が治療タンパクとして加わり三種類となりました。

これでも効果は上がっていましたが、より高い効果を出そうということで使われるようになったのがｐ53がん抑制遺伝子です。

少しでも遺伝子とがんのことを勉強した方なら、この遺伝子のことは耳にしているはずです。がん細胞を自滅させることで抑える遺伝子ということでは、もっとも有名ながん抑制遺伝子です。「ゲノムの守護神」というカッコいい名前で呼ばれているのは第一章でお話しした通りです。

私たちの体の中では活性酸素という、とても酸化力の強い物質が発生しています。活性酸素は免疫細胞が細菌やウイルスを攻撃して破壊するのに使われていて、とても大切なものです。しかし、現代人の生活は、食生活にしろ大気汚染にしろストレスにしろ、活性酸素が発生しやすい環境になっています。

適量の活性酸素なら体の中で作られる酵素が無毒に処理するのですが、過剰に発生すると有毒物質として体内で暴れます。活性酸素がＤＮＡに働きかけると、ＤＮＡは傷つきます。

人の体は約六〇兆個の細胞から成り立っています。その六〇兆個すべてに同じ遺伝情報が入っています。遺伝情報の設計図であるＤＮＡは有機物質なので、化学物質や紫外線などの攻撃により、一日に何万回も損傷を受けます。

二〇一五年にＤＮＡの修復過程や方法が解明され、三人の英米の化学者がノーベル化学賞を受賞しました。細胞は色々な方法でＤＮＡの損傷を修復するのです。そういう危ない要素が体の中にはたくさんあって、遺伝子はその危険にいつもさらされています。修復能力がなければ人はすぐに病気になってとても長生きなどできません。

ｐ53遺伝子は、細胞分裂のとき、遺伝子が傷ついていれば分裂を止めて修復するような指令を出し、修復するためのタンパク質を準備します。簡単な傷ならｐ53の働きによって治すことができます。

ところが、あまりにも強い衝撃があったりして修復不能になってしまう細胞もあります。そういうときには、細胞そのものをアポトーシスさせます。そのプログラムもｐ53には組み込まれています。ｐ53は次世代にＤＮＡの異常を持ち込ませない守護神なのです。

がんの患者様の六〇％ほどが、がん組織内でｐ53の働きが失われてしまっています。それくらい細胞のがん化とｐ53遺伝子は密接にかかわっています。ｐ53の機能低下は自滅できない不死の状態を作ります。

遺伝子治療では、ｐ53の働きを失って遺伝子の修復、アポトーシスの誘導ができなくなったがん組織に正常なｐ53を投与し、修復できるものは修復し、修復不能な細胞はアポトーシスさせることができます。

ただ、がん細胞というのは外から叩こうとする力から身を守る術に長けています。抗がん剤への耐性もそのひとつです。ｐ53の働きに対してもきちんと防御する方策を持ち合わせているのです。

がん細胞はＭＤＭ２という酵素を細胞内で作り出します。この酵素にはｐ53が働けなくなる作用があります。ですから、がん細胞は多くのＭＤＭ２という酵素を作り、身を守るのです。このような状態では　いくらｐ53遺伝子を投与しても意味がありません。

ｐ53の遺伝子を投与しても期待したほどの効果が出なかった原因のひとつが、このＭＤＭ２なのです。

**効果的なｐ53遺伝子治療をしようと思ったらこの問題は絶対に解決しないといけません。そのためには、一つはＭＤＭ２を働けないようにすること。もうひとつがＭＤＭ２に働きを邪魔されないｐ53を開発してそれを投与する必要があります。**

数年前、ＭＤＭ２に反応しないｐ53遺伝子が開発されました。開発者と契約を結び、遺伝子治療にそのｐ53を加えることにしました。

ｐ53遺伝子を使った遺伝子治療をしているクリニックはたくさんあります。遺伝子治療を考えているようでしたら、治療を決める前に、「ＭＤＭ２への対策はきちんととられていますか？」と確認してみてください。ＭＤＭ２を放置しておけば、効果が下がるのは間違いのないことです。

またｐ53効果が下がってしまう原因がもう一つあります。それはｐ53抗体です。ｐ53が働こうとしても働く前に抗体に叩かれてしまうのです。当院の患者様の一五％にこの抗体を持つ人がいます。私たちのｐ53はこの抗体にも反応しにくく、有効に働いてくれます。

## がんの血管新生を阻害する遺伝子【ｐ16遺伝子】

ｐ16遺伝子についてお話しします。喫煙者の肺がんの患者様に欠損していることが多い遺伝子です。ｐ16が活発に働くのは、細胞が老化したり発がん物質の影響を受けたときです。分裂をコントロールしたりアポトーシスにもっていくという働きです。

タバコを吸うことで遺伝子が傷つきます。ｐ16遺伝子が正常であれば、すぐにそういう細胞は分裂ができないようにコントロールします。ひどく傷ついていればアポトーシスに誘導します。

しかし、ｐ16が働かないと、傷ついた細胞を見逃してしまって、異常なまま分裂をしてしまうことがあります。それががんにつながっていきます。すい臓がん、胃がん、食道がんでも、ｐ16遺伝子の変異が見られることがよくあります。

ｐ16遺伝子の働きでもっとよく知られているのが、がんの血管新生を阻害することです。

血管新生はがんに栄養を補給するために作られます。それができなければがん細胞は栄養不足になって自滅してしまいます。

また、細胞分裂においてはもっとも重要な分裂期への移行のストッパーとしても働きます。

**何種類もあるがん抑制遺伝子が正常に働くための体内環境を作り出すのもｐ16遺伝子の役割です。**

ゲノムの守護神と言われるｐ53遺伝子のように華やかな活躍をする遺伝子ではありません。しかし、地味ながらも、ｐ53が見逃しがちな傷を見つけ出して対処したり、全体を調整するなど、大事な働きをしているのがｐ16遺伝子です。

## がんの無限増殖を抑制する遺伝子【ＰＴＥＮ遺伝子】

次はＰＴＥＮというがん抑制遺伝子についてお話しします。がんの患者様の約半数が、ＰＴＥＮ遺伝子が働かない状態にあります。ＰＴＥＮというのはがんの増殖活動を抑制する指令を出す遺伝子、これが働かないとがん細胞は無限に増殖します。

私たちはだれもが、たった一個の受精卵から発生しています。これが二個になり四個になりと分裂を繰り返して人体が作られるのです。細胞が分裂することはとても重要なことです。細胞分裂が止まったら細胞はどんどん減っていきますから人は生きていけなくなります。

ただし、適度な分裂ならいいのですが、細胞ががん化すると分裂の勢いが一気に増してそれが止まりません。その結果、さまざまな弊害を生み出します。

その根っこにあるのがＰＴＥＮ遺伝子の異常です。ＰＴＥＮ遺伝子が働かないと、細胞が増殖因子などの刺激を受けてリン酸化酵素が活性化され、細胞内がどんどんとリン酸化されていきます。そうすると、ＡＫＴと呼ばれている細胞分裂を促すシグナル伝達物質が必要以上に働き始めます。

こうなると、細胞分裂は止まらなくなります。細胞分裂をするために栄養が必要ですから、新しい血管を作ってがんに栄養を供給します。前項で述べた血管新生です。栄養豊富ながん組織はタンパク合成増殖因子も多く作り、活性化して転移や浸潤を加速させます。アポトーシスの機能も阻害してしまい、不死の力を手に入れます。がん細胞はどんどんと分裂してついには大きな腫瘍となり全身に広がっていきます。

ＰＴＥＮ遺伝子は、増殖因子の刺激を受けたときに必要以上にリン酸化が起きないようにコントロールします。リン酸化が抑えられれば、ＡＫＴの活性も制御されます。

そうなれば、血管新生もストップし、増殖因子もおとなしくなり、それでも増殖しようという細胞があればアポトーシスにもっていくことができます。増殖シグナルを途中で遮断することで増殖をストップさせるという働きです。

**ＰＴＥＮ遺伝子と同じ経路で働く抗がん剤があります。分子標的薬やホルモン剤ですが、こうした抗がん剤とＰＴＥＮ遺伝子を併用すると、同じ経路で増殖を止めるので、効果はさらに高くなります。**

がんの暴走には二つの原因があります。その暴走原因は車で例えるとブレーキが壊れた暴走と、アクセルを踏み込んだ暴走です。分子標的薬やＰＴＥＮはブレーキとして働きます。アクセルはがん遺伝子によって踏み込まれます。

現在、がん遺伝子を刺激する物質を抑える遺伝子治療も始め、特に増殖の速いタイプの方に使用しています。

## がんに直接打ち込む方法と点滴で入れる方法

現在、ここまで説明をしたｐ53、ｐ16、ＰＴＥＮという三種類の抑制遺伝子とＣＤＣ６抑制ＲＮＡ、ＥＺＨ２抑制ＲＮＡ、さらに新しく加わった**ガンキリン抑制ＲＮＡ**を含んだ治療タンパクを患者様に投与するという方法で行っています。この六種類によって、細胞分裂の暴走をストップさせ、自滅させるというメカニズムです。

**治療タンパクは、ベクターと呼ばれている遺伝子の運び屋に乗せられ、点滴か局所注入でがん細胞に導入されます。**ベクターについてはあとから詳しく説明しますが、とても重要な役割をもっています。

ベクターは、ウイルス類似品が使われてきました。ウイルスと言っても、そのまま使うわけではありません。病原性を取り除き、不活化したウイルス類似のものを使っています。このベクターは細胞の核内にもぐりこむ性質だけをもっています。

このベクターの良し悪しが遺伝子治療の効果を左右します。私どもが使っていたのは後述するような最高のベクターでした。しかし今回、ガンキリン抑制ＲＮＡを加えることになって、ベクターもさらに進化させました。ウイルスを使わずに微小胞という細胞の小器官を使っています。さらにそこにがん細胞に半特異的に侵入するように仕掛けを加え、より安全で高機能のベクターを使用することとなりました。

がん遺伝子治療には主に二つの投与方法があります。治療タンパクを体内に点滴で入れる方法と、がんに直接打ち込む方法です。基本は点滴治療ですが、可能であればがんの病巣に治療タンパクを直接注入します。

がんというのはがん細胞の塊です。そこに治療タンパクを注入すれば、**一つひとつのがん細胞の中に正常ながん抑制遺伝子が入り込みます。そして、がん細胞の増殖を止めたり、アポトーシスさせたりします。**

遺伝子治療でがんが小さくなるという症例を紹介しましたが、病巣に注入することでよりがんが縮小して、その後の治療がとてもやりやすくなることがあります。

**がんでやっかいなのは、目に見えないがん細胞が全身に広がるマイクロ転移です。**これを見逃すと、そう遠くない将来、再発する恐れが多々あります。

　再発すれば、そのとき遺伝子治療で対処するというやり方もありますが、それでは後手後手の治療になりますので、再発の前に手を打っておきたいものです。そんなときには点滴で治療タンパクを注入して、がんの再発予防をします。

　**点滴で入れた治療タンパクは血流に乗って全身に回ります。検査にも引っかからない小さながんがどこかに密かに潜伏していることがあります。治療タンパクは、そういう微細ながんにも細胞レベルで入り込みます。**

　そして、増殖をストップさせたり、アポトーシスさせたりします。この方法は究極の再発予防と言えるのではないでしょうか。


　こんな方にも遺伝子治療は有効です。検診でがんの疑いがあると言われた人やがん家系でがんになるのではないかといつも心配している人です。

　何年か前、アメリカの女優さんが遺伝子検査で乳がんになる危険性が高いということで両方の乳腺を切除し、さらには卵巣や卵管も切り取ってしまったということがありました。

　手術で取ってしまえばそこががんになる危険性はゼロになります。しかし、手術で臓器や組織を切り取ってしまえば、何らかの後遺症が出るでしょう。決して小さくないリスクがあります。それなら、遺伝子治療をすればどうだろうと思います。

点滴で治療タンパクを体内に入れれば、がん細胞を正常な細胞に戻してくれたり、自滅させたりして、がんになる危険性を減らしてくれます。それも何の副作用もなくです。

予防という形で遺伝子治療を使うのもとても有効です。

## 遺伝子治療では運び屋「ベクター」も効果を左右する

遺伝子治療の治療効果は近年向上しています。その理由の一つは複数の新しく研究された有効な治療タンパクがあるからです。多種の治療タンパクは症状や病期、病態により増減されます。このことによりオリジナル豊富な治療が可能になります。

また新規ｐ53も治療効果を高めています。従来のｐ53はＭＤＭ２やｐ53抗体などに邪魔されてその力を十分に発揮できませんでしたが、新規ｐ53はＭＤＭ２やｐ53抗体の影響を受けにくくなったからです。

治療効果を左右する、もうひとつが遺伝子の運び屋であるベクターの問題です。

ベクターとしてよく使われてきたのが、扱いやすいアデノウイルスです。一九六〇年代後半、アメリカでウイルスの研究が進みました。そんな中で、ウイルスを上手に使えば遺伝子を細胞内に運び込めるのではないかという発想が出てきたのです。

アデノウイルスは、試験管内で簡単に増殖させることができて、細胞内にも効率よく遺伝子を運ぶことができるので、遺伝子治療のベクターの主流となってきました。

しかし、大きな欠点があって、細胞内までは入るのですが、核には少量しか入ってくれません。遺伝子は核の中にあります。核の中に治療タンパクが入らないと、それは効果にも影響を与えます。細胞が分裂するたびに濃度も薄くなるのでそれだけ効果も低下します。またアデノウイルスの発現は一時的なので、長期にわたっての効果も期待できません。

これを解決したのがローフェン博士でした。博士はもともとエイズウイルス（レンチウイルス）の権威でした。レンチウイルスの性格をよく知り、遺伝子治療のベクターとして一番優れていると考え、遺伝子治療を研究して、画期的な発見を次々としています。

**レンチウイルスの優秀さは、核の中に入り込んで染色体に遺伝子を組み込むことができ**

**るという点です。そのため長期にわたって組み込んだ遺伝子を発現させることができます。**

もちろんウイルスですから扱いは慎重に行っています。病原性のある部分は完全に削り取り、病気は絶対に発生しない状態に不活化してあり、その後もさまざまな改良が加えられ、現在ではノンウイルスベクター（非ウイルスベクター）に近い形態となり、安全性、効果ともに最高のものができあがっています。

最初はＣＤＣ６抑制ＲＮＡをベクターにくっつけただけの治療タンパクを患者様に投与していました。二〇〇一年、レンチウイルスベクターが開発された頃のことです。ＣＤＣ６抑制ＲＮＡは、細胞分裂を促すＣＤＣ６という物質を働けなくさせるタンパク質です。

二〇一〇年になると、ベクターにＰＴＥＮとｐ16をくっつけたものが完成しました。以前の単体より効果は高まりましたが、患者様が時々高熱を出すという反応が出ることもあって、二〇一二年よりＰＴＥＮとｐ16を別々のベクターに乗せることにしました。分けることで急性期の反応の問題は解決しました。

さらに、二〇一五年に、より安全性の高いベクターが開発され、さらにはＭＤＭ２の影響を受けにくいｐ53遺伝子が作られたので、それを乗せて投与しています。

二〇一七年からＥＺＨ２抑制ＲＮＡも加えて、ベクターも高分子ミセル化（後述）とし、五種類の治療タンパクをそれぞれベクターに乗せて投与しています。

二〇一八年にはベクターに搭載する治療タンパクも二つ増え、ベクターもさらに改良して優れたノンウイルスベクターとなりました。

さらにガンキリン抑制ＲＮＡという強力な仲間が加わり、ウイルスを使わないベクターも開発されました。開発者のローフェン博士は、このベクターのことをＡＩ－ＲＮＡ、つまり人工知能を搭載したＲＮＡと呼んでいます。もちろん、実際に人工知能が搭載されているわけではありませんが、それくらい正確にがん細胞を特定して入り込むという意味でＡＩと言っているのです。すごいものが開発されたものだと、私は感動しています。**ガンキリン抑制ＲＮＡと新しいベクターによって、より安全で効果的な治療タンパクが出来上がったのです。**

これらの改良は、最新のがん遺伝子治療だと自負しています。ベクターの良し悪しは遺伝子治療の効果に直結します。どんなベクターを使っているのか、きちんと確認することが大切です。

また、ベクターはもともとウイルスですので、どういうルートから入ったものか、しっかりと把握しておく必要があります。旧式で効果が劣っていたり、安全性が確保されていていないものが使われていることもあるかと思います。そのあたりのことは慎重になって、どういうベクターを使っているのか、医師には納得できるまで確認してください。

## がん細胞の中だけで反応を起こす仕組み

ここまで読まれて遺伝子治療の大まかなところはおわかりになったでしょうか。遺伝子というと、医学を専門としない人が理解するにはハードルも高いかもしれません。

しかし、遺伝子治療を受けようと思われるなら、最低限の知識は必要です。ネットで「遺伝子治療」と検索すればいくらでもヒットしますが、どこで治療を受けても同じではありません。

だれもが、できれば効果が高くて安全な治療を受けたいと思うのは当然です。そのためにはある程度の知識が必要です。知識がなければ医師にも質問ができません。すべてを医師に任せるのではなく、どんな治療も自分で納得した上で受けることが大事だと、私は思っています。

遺伝子治療を受けようと思っている方は、これからも遺伝子治療を理解するのに重要なポイントを、あといくつかお話しします。決して難しいことではないので、じっくりと読み進めてください。

よく聞かれるのは、**点滴で治療タンパクを患者様の体内に入れるわけですが、どうやってがん細胞だけに作用するようにしているのか**ということです。

その謎を解くには、がん細胞と正常細胞の違いを知る必要があります。がん細胞の特徴は不死と無限増殖だという話をしました。その性質を利用してがん細胞を見分けます。

なぜ、がん細胞は不死で無限増殖をするのでしょうか。そのメカニズムをお話しします。

正常な細胞には染色体の先端にテロメアという部分があります。テロメアは、細胞分裂のときDNAのコピーを始める部分で、細胞が分裂するたびに削られ短くなります。

そして、ある回数を重ねるとテロメアが短くなり、細胞は分裂できなくなるとp53やp16に誘導されて自滅します。テロメアは別名「細胞の死の回数券」とも言われています。

がん細胞のテロメアはどうなっているのでしょうか？　がん細胞にもテロメアがあって、細胞が分裂するたびに短くなります。そこまでは正常な細胞と同じですが、がん細胞はテロメラーゼという酵素を使って、短くなったテロメアを再生して元の長さに戻してしまうのです。ですから、いつまでたっても分裂はストップしないし、細胞が死ぬこともない無限増殖の状態となるのです。

テロメラーゼは主にがん細胞や幹細胞、生殖細胞の中に存在します。つまり幹細胞も無限に増殖できます。

がん細胞の八〇～八五パーセントにテロメラーゼの活性があると言われています。それなら、テロメラーゼの有無をチェックして、テロメラーゼがあれば反応し、なければ反応しないようにベクターをコントロールできれば、がん細胞にだけ作用する治療タンパクができることになります。

それを可能にしたのはヒトテロメラーゼ逆転酵素（h-TERT）という物質です。テロメラーゼにだけ反応するものです。私が使っているベクターにはヒトテロメラーゼ逆転酵素が搭載されています。

**ベクターが細胞内に入り、そこにテロメラーゼがあれば、ヒトテロメラーゼ逆転酵素が反応して、遺伝子治療にゴーサインが出る仕組みを作ることができました。**

遺伝子治療というと、正常な細胞の遺伝子も変えてしまうのではないかと心配される方がいます。基本的には、正常細胞の中にベクターが入っても、正常細胞の中にはすでにある遺伝子ですから、正常細胞内で生体反応が起こることはありません。

しかし、遺伝子のことはすべてがわかっているわけではありませんので、安全面に関しては念には念を入れて、がん細胞にだけ反応が起こるように工夫をしているのです。

人の細胞の中でテロメラーゼ活性が高いのはがん細胞と幹細胞です。幹細胞というのは、すべての細胞のもとになっている細胞です。幹細胞の研究も進んでいて、再生医療として使われ始めています。

幹細胞は、常に新しい細胞を供給するという役割がありますから、寿命があっては困ります。ただ、がんと違って必要なときに必要なだけの細胞を作り出すので、まわりの臓器や組織に悪影響を及ぼすことはありません。

ベクターは、がん細胞だけでなく幹細胞にも作用します。しかし、正常細胞にベクターが入ったときと同じように、幹細胞でも正常な遺伝子が働いていますから、そこで反応が起こることはありません。

遺伝子治療は、一九九一年に初めてアメリカで行われました。一九九九年にはアメリカで過剰投与による死亡事故が起こって社会問題になりました。紆余曲折があって、遺伝子治療が実用段階に入ったのは二〇〇〇年になってからです。

アメリカとフランスで画期的な結果が報告されて、そこから遺伝子治療は広がりを見せました。まさに、二一世紀の医療として遺伝子治療は根付いてきたのです。研究も臨床もアメリカがもっとも進んでいて、我が国の遺伝子治療はアメリカに頼らざるを得ません。まだまだ日本の遺伝子治療は発展途上ですが、それでもその第一人者であるローフェン博士とつながりがあって、彼から全面的にバックアップしてもらえるというのは大きなアドバンテージだと思っています。

## 高分子ミセル化という最新の技術も活用

もうひとつ、**治療タンパクを選択的にがん細胞に届けるシステム**を、私たちは使っています。人体は約六〇兆個の細胞でできています。その細胞すべてに治療タンパクを送り込んでいては、いくら治療タンパクがあっても足りません。できれば、がん細胞にだけ届くようにしたいものです。

血管と細胞は、直接つながっているわけではありません。血管壁には隙間があって、その隙間から血液の中の栄養などが組織に漏れ出し、それが細胞に吸収されるようになっています。

抗がん剤も非常に小さい粒子なので、正常組織やがん組織の区別なく、血管から漏れ出てしまって、その結果、正常細胞を攻撃してしまいます。だから、抗がん剤の副作用は全身に出るのです。また、小さな粒子だと腎臓から排出されやすく効果が長続きしません。

正常な組織とがん組織の血管壁の違いを見ると、**正常組織がしっかり正確に血管壁を作るのに比べ、がん組織では急速に成長しないといけないので血管も突貫工事で作られるのか、作りがとても粗雑です。正常な血管に比べると、血管壁に大きな穴がたくさんあります。**

それならがん到達率を高めるために、壁の隙間の大きさの違いを利用して、**正常な血管壁は通り抜けられず、がん細胞の血管壁だけは通れるような大きさの薬を作ればがんに高率で到達する薬が作れます。**

このような腫瘍組織だけに透過する特殊な大きさは数百nm（ナノメーター）前後と言われ、この大きさの薬は高濃度にがん組織に浸透して、その効果を長時間保持します。

この有効性の高い効果を**透過性亢進効果（ＥＰＲ効果）**といいます。腫瘍の血管は粗造で、リンパ流は未熟です。つまりある大きさの薬が粗造な血管を浸透して、リンパで排泄できないから高濃度に長時間とどまるということです。

またこのような大きさにすることを高分子ミセル化といい、くすりを運ぶシステムを前述のドラックデリバリーシステム（ＤＤＳ）といいます。

われわれの治療タンパクも約四〇〇nmの大きさとして、ＥＰＲ効果を高めてがんに高濃度に浸透して長い時間保持する効果を持っています。高分子ミセル化により優れたドラックデリバリーシステムを獲得しました。

現在、高分子ミセル化させた抗がん剤も研究開発中で、完成すると副作用が少ない、腫瘍に高濃度にしみこむ、腫瘍に長時間とどまるなど、効果の高い副作用が少ない抗がん剤ができ、投与量も減少できます。遺伝子治療も効率よく効果を高めるためには高分子ミセル化が重要です。

高分子ミセル化した治療タンパクを点滴で体内に入れると、正常な血管は通り抜けませんから、正常細胞には浸透しにくくなります。

また腎臓でも透過しないので抗がん剤のように腎臓から捨てられることなく、腎障害もありません。透析の方でも安心して使用できます。治療タンパクは排泄されにくく、数日間体の中を回り、がん腫瘍の粗造な血管の隙間を探し続けます。

**そして、がん細胞の中でベクターに搭載した遺伝子が働き出して、細胞分裂をストップさせたり、がん細胞をアポトーシスに誘導するのです。**

## 遺伝子治療で大切なことのまとめ

●まずは、その成分です。がん細胞には「不死」と「無限増殖」という特徴があります。それを投与する遺伝子によって、アポトーシスに向かわせ（不死ではなくする）、分裂をストップさせることが必要です。

不死に対してはｐ53やｐ16という遺伝子が働きます。無限増殖に対してはＰＴＥＮが働きます。さらには、ＣＤＣ６抑制ＲＮＡやＥＺＨ２抑制ＲＮＡによるＲＮＡ干渉で増殖や発現を抑えます。

また現在使用中の増殖暴走のアクセル側に働く物質とか、乳がんや腎臓がんに働くＧＡ

ＴＡ３などがあります。

まだまだがんを抑えるための遺伝子や物質は見つかるでしょうから、その都度、研究を重ねて治療に加えていき、さらに効果を高めていくことになるでしょう。

●次に考えないといけないのは、がん細胞の防御作用にどう対抗するかです。ゲノムの守護神であるｐ53。これが加わったことで、遺伝子治療の効果は一気に高まりました。しかし、がんもおとなしくはやられてくれません。ＭＤＭ２という酵素を作って、ｐ53を働けなくしてしまいます。
がん細胞は抗がん剤に対して耐性をもつように、必ず防御、反撃をすると思っていた方がいいでしょう。これに対しては、ＭＤＭ２の影響を受けにくいｐ53遺伝子が開発されたので、それを使うことでＭＤＭ２やｐ53抗体に対処できます。

●間違いなく高い効果が出せる治療タンパクができたら、次はそれをどうがん細胞に届けるかという問題が出てきます。どれほどいい治療タンパクができたとしても、それががん細胞に届かなければ意味がありません。

まず、運び屋を考えないといけません。ベクターです。

遺伝子治療の権威であるローフェン博士はレンチウイルスからベクターを作りました。これだとがん細胞の核の中に入り込みますので、投与した遺伝子が染色体に組み込まれて長期に効果を発揮します。

ここまでで遺伝子治療としては合格点をもらえると思います。しかし、もう一歩踏み込んで、がん細胞だけで反応する、さらにはがん細胞にだけ届くようにした方が、より効率は高くなります。

そこで採用したのが先にお話ししたヒトテロメラーゼ逆転写酵素（h-TERT）です。細胞が分裂するたびに染色体の末端部にあるテロメアという部分が短くなり、ある長さになったときに細胞分裂はストップします。

ところががん細胞は、テロメラーゼという酵素を出して、短くなったテロメアを元の長さに戻してしまいます。ですから、がんはいつまでも無限に分裂を続けるのです。

ヒトテロメラーゼ逆転写酵素は、テロメラーゼに反応します。それを利用して、がん細胞だけで治療タンパクが働くようにしました。正常細胞の中に治療タンパクが入り込んでも何も問題は起こりませんが、正常な細胞の中でわざわざ反応を起こす必要はありません。

安全には念には念を入れても足りないくらいだという気持ちで取り組む必要があると、私は思っています。

●もうひとつが先ほどお話しした高分子ミセル化です。四〇〇nmという大きさのベクターは腎臓で捨てられることなく、数日間がんの粗造な血管を探し、高濃度に浸透していきます。またリンパが未熟ながん組織では排泄がしにくいので、浸透した治療タンパクは高濃度のまま長い時間保持され効果を発揮します。

がん細胞にしか治療タンパクが届かないというのが一番だと思います。基本的にはがん細胞にしか届かず、もし正常な細胞に入り込んでも反応はしない。それができてこそ、「安全な治療です」と胸を張って言えるのです。

## 九〇パーセントという遺伝子治療の高い効果

遺伝子治療の技術が高まるにつれて、間違いなく効果も上がっています。

私どもでの治療成績を紹介しておきます。

完全寛解（CR）＝一〇％で腫瘍がほぼ消滅。

部分寛解（PR）＝三〇％で腫瘍の縮小率が三〇％以上。

不変（SD）＝五〇％でPRとPDの間。

進行（PD）＝一〇％で腫瘍の増大率が二〇％以上。

（遺伝子治療の単体、複合医療、末期も含む）

治療の効果があったと考えられるのは、完全寛解（CR）と部分寛解（PR）と不変（SD）を足したものです。

不変（SD）で効果があったと言えるのかと思われる方もいるかもしれませんが、がんというのは放っておけば無限に増殖していきますから、変わらないというのは進行を止めているわけです。そのままの状態が続けば、がんはおとなしくしてくれているので、効果があったと考えてもいいでしょう。

何が何でもがんは消してしまわないと気がすまないという患者様も多いのですが、最近は、がんと共存するという考え方も増えてきました。実際に、悪さをしなければ体の中にあってもいいと考えた方がストレスになりません。

**定期的に検査をしながら、がんと付き合っていくというのもひとつのスタイルです。**

足し算をしてみましょう。九〇パーセントの効果ということになります。私は長年、がん治療の現場にいますが、これだけの高い効果がある治療にはお目にかかったことがありません。それだけに力が入るのです。ガンキリン抑制RNAが治療タンパクに加わり、さらに遺伝子治療の質は高まりました。いったいどれほどの効果が出るのか、楽しみで仕方ありません。

また、あまりがんが縮小しなかったり、進行した方でも、痛みや倦怠感、気分の悪さといったつらい症状が出なくなったという方も少なくありません。

がんは進行しているけれども、いろいろなことにチャレンジする体力と気力が増してきたという方もいます。がんを消してしまうことは大事ですが、日々の生活が少しでも改善されるということも、とても重要です。

**遺伝子治療は副作用も少なく「ながら治療」（仕事や家事、子育てなど日常生活をしながら治療をする）を可能にします。**

もうひとつ言っておきたいのは、私のところにお越しになる患者様は、早期がんの方はまずいないということです。がんと診断された方は、まずは大きな病院へ行って、そこで標準治療を受けます。

それでも治らない方、あるいは再発した方が、遺伝子治療を受けたいと、私のクリニックにお越しになります。とても治療が難しくなっている状態の患者様です。そういう方たちを対象としての九〇パーセントという数字ですから、これは驚きの結果だと言ってもいいと思います。標準治療と一緒に遺伝子治療を使ってもらえれば、どれほどの結果になるか。いつかそんな日がくるはずです。

## 標準治療との組み合わせで効果は高まる

標準治療と遺伝子治療を組み合わせればどれほど効果が出るか、何度もお話しいたしますが、私は確信しています。私は遺伝子治療が優れていると思っていますが、だからと言って、遺伝子治療ですべてが解決するとは思っていません。どんな治療法にも長所もあれば短所もあります。

特にがんという難しい病気は、ひとつの治療法で対処することができません。いろいろな治療法の特色を知り、その長所を生かしながら治療法を組み立てていく必要があります。私も、今は、標準治療の多くの先生方と協力しながら治療に当たっています。お互いに弱い部分を補いながら、さらに効果を高めていきたいと願っているのです。

もし手術で取りきれるがんであれば、それを遺伝子治療で消してしまおうと思わずに、切除することをおすすめします。遺伝子治療は手術の後にやればいいのです。しかし、目に見える部分だけを切り取っても、目に見えないマイクロ転移があって再発することがよくあります。遺伝子治療をすることで、再発するリスクを減らすことができます。

また、手術で取りきれなかったところは遺伝子治療で対応しようという選択もあります。大きながんだったら、手術で小さくしてから遺伝子治療をするということもできます。

抗がん剤治療の欠点は副作用と薬剤耐性です。遺伝子治療と併用すれば、抗がん剤の効果を高めることができます。抗がん剤に耐性があるがん細胞は、抗がん剤治療に打ち勝ち、生き延び、増殖していきます。抗がん剤が効かない難治性のがんとなって成長していきます。最初のころよりも治療効果性が低下してしまいます。そういうがんには遺伝子治療を使うといいでしょう。

遺伝子治療は直接細胞に作用するので耐性は関係ありません。治療タンパクががん細胞に入り込んで分裂をストップさせ、アポトーシスを誘導し抗がん剤効果を高めます。放射線治療と遺伝子治療はとても相性がいいと言えます。なぜなら、放射線治療はＤＮＡを傷つけがん細胞を自滅させます。遺伝子治療はＤＮＡが異常な細胞を自滅させます。両方とも死滅させる作用がよく似ているからです。放射線照射と遺伝子治療は相乗作用があって、効果が高まると考えられます。

標準治療に遺伝子治療を加えることで、それぞれの長所をもっと生かすことができて、短所をカバーし合うことができます。

標準治療に対する批判の言葉をよく聞きますが、それは見当違いだと思っています。標準治療が悪いわけではなくて、標準治療しか選択肢がないことに問題があるのです。

手術や放射線治療は遠隔転移には無効であり、抗がん剤は耐性の問題があり、すべてのがん細胞には効かない。ほとんどの医師がわかっていることです。

**遺伝子治療は、手術や放射線治療の弱点である遠隔転移をカバーします。また抗がん剤の弱点である耐性のがん細胞にも直接作用します。**

**他にも遺伝子治療は抗がん剤や放射線治療と同じ機序で作用するので、併用によりその**

**効果を高めます。また辛い標準治療に比べて、遺伝子治療には副作用が少ないので治療追加による体力の低下もありません。**

標準治療に遺伝子治療が加わるだけで、標準治療の使い方ががらりと変わります。そうなるにはまだ時間はかかりそうですが、私は臨床を通して遺伝子治療の有用性を訴えていきたいと思っています。

## 「遺伝子治療」と「遺伝子組み換え」はまったくの別物

遺伝子治療というと、今、盛んに話題になっている遺伝子組み換えと混同してしまっている人もいます。

たとえば、大豆の遺伝子を組み替えて、ある除草剤が効かなくなるようにするということがあります。農家は、雑草を取るのが大変です。特にアメリカのように大規模な農地で大豆を育てる場合、雑草を取るだけでどれだけの手間がかかるか。雑草だけを枯らすことができる除草剤があればどんなにか便利でしょうか。

農家のそんな夢をかなえたのが遺伝子組み換えの大豆です。大豆の遺伝子を操作して、ある除草剤が効かないように作りました。

飛行機やヘリコプターで農地全体にその除草剤をまいてしまえば、大豆以外の草はすべて枯れてしまいます。大豆だけが青々と残るのです。

ジャガイモやトウモロコシも遺伝子組み換えが実用化されていて、私たちの口にも知らないうちに入り込んでしまっているはずです。

確かに、遺伝子組み換えによってある病気に強くなったり、虫を寄せ付けなくなったり、除草剤に強い作物ができます。それを人間が食べて安全かどうか、盛んに議論がなされていますが、長く食べ続けないと、その結果は出ないでしょう。しかし、長く食べ続けて、やっぱり危険だったとなったら、もう目も当てられません。

私は専門外なので何とも言えませんが、そのあたりはしっかりと議論して、安全なものを供給していただきたいものです。また、生態系への影響も考えられます。人間にとって便利だからとか都合がいいからということで決めてしまうと、だいたいの場合、あとからさまざまな問題が露見するものです。

遺伝子組み換えというのは、本来の大豆やジャガイモ、トウモロコシとは違うものができてしまうということです。こいつは乱暴だから、遺伝子を組み替えて大人しい人間にしてしまえというようなものです。

遺伝子治療は、そういうものではありません。人間の正常な細胞の中にある一部のがん抑制に関する遺伝子を投与するわけです。遺伝子を組み替えてしまうわけではありません。そして、投与した遺伝子は、主にがん細胞の中で働きます。

がん細胞だけを正常機能に戻すという治療法であって、その人の遺伝子を変えて別人にしてしまおうというものではないのです。

それに安全性に関しては、ていねいすぎるくらいに追求して開発された治療法です。遺伝子治療の副作用は、軽くあっても軽い発熱程度で、その頻度もかなり低くなります。

遺伝子組み換えと遺伝子治療はまったくの別物です。安心してがん遺伝子治療を受けていただいていいと、私は断言しておきます。

もうひとつ遺伝子の関連で言うと、遺伝子検査というのがあります。遺伝子検査には大きく二つあります。ひとつは**がんリスク検査**で、もう一つが**ＣＴＣ検査**です。

**がんリスク検査は採血した血液から、がん関連遺伝子やがん関連物質、遊離ＤＮＡ、遺伝子突然変異、精密腫瘍マーカーなどを調べて、がんのリスクを評価します。**

**この検査では画像では見つからない五ミリ以下の小さながんが見つかることもあります。またがんになりやすい兆候がわかります。採血だけでできる簡単な検査です。がんが心配な方はがんリスク検査を受けることをおすすめします。**

がんリスク検査は不安をあおるばかりだと非難する方もいます。確かに数値が高リスクだと、画像では見つからない小さながんがあるかもしれないと不安にもなります。しかし、それは何の対策もないからであって、早く見つければ治りやすいのですから、もしがんの危険性があればこれをやるという対策をもって検査にのぞめば不安になることもありません。

たとえば、たばこやお酒をやめようとか、食事を変えてみようとか、睡眠時間をもっととろうとか、生活習慣を変えれば、より健康的に生きられて、がん以外の病気の予防にもつながります。信頼できるサプリメントがあればそれを飲むのもいいでしょう。

遺伝子治療はもっと確実だと私は思います。遺伝子検査で陽性と判定されたということは、体の中に遺伝子が異常になった細胞がある可能性が高いということです。遺伝子治療をすれば、そうした細胞たちを修復したり、アポトーシスさせたりすることができます。

そうすれば、異常な細胞は消えてしまいます。

しばらくしてから再度遺伝子検査を受けてみてください。今度は陰性になっているはずです。そういう形で予防をしておけば、がんに対する恐怖や不安を感じなくてすみます。

ぜひ、治療も予防も、遺伝子治療を上手に使っていただければと思います。

もうひとつの遺伝子検査が**ＣＴＣ（血中循環腫瘍細胞）**検査です。がんもある程度大きくなると、血液の中をがん細胞やＤＮＡが循環するようになります。これを測定するのがＣＴＣ検査です。

この検査法については第五章で詳しくお話ししますが、病院では主にどういう抗がん剤が患者様にもっとも有効かをチェックするために使われています。

転移や血管新生に関連する遺伝子が検出されれば、それに対応する抗がん剤を使い、増殖に関する遺伝子が検出されれば増殖を抑える作用がある抗がん剤を選びます。それによって、副作用を抑えることができますし、高い効果を得ることもできます。

それに加えて、この検査では、がんの原因になっている遺伝子も分析できますので、より効果的な配合をすることもできます。そして遺伝子治療で投与する治療タンパクの選択がとても適切なものであることもわかります。さらに、抗がん剤治療と遺伝子治療を組み合わせることで相乗効果が出ることもわかりました。遺伝子治療の可能性は、単体でももちろん期待はできるのですが、標準治療や免疫療法との複合療法によって、それぞれの治療法の良さが引き出されて、治療効果も高まっていくのです。

わからないこと、聞きたいことがあれば、気軽にご相談ください。相談だけでもまったく構いません。どんな治療法でも、患者様が納得して受けるのがもっとも大切なことです。がんは怖い病気ですが、怖い病気だからこそ、医師に任せるのではなく、自分で勉強をしないといけません。その上で、医師と相談しながらどんな治療を行っていくのか、選択をする必要があります。

遺伝子治療をがん治療の柱のひとつに置いてください。今、暗闇の中にいたとしても、必ずや明るい光になれると思います。

# 第四章

# 免疫療法とのコラボレーションで効果を高める

## 免疫力は健康に暮らすための鍵

この章では「免疫療法」のお話をします。免疫療法というと、今はかなり沈静化した感じですが、少し前には**オプジーボ（一般名ニボルマブ）という免疫チェックポイント阻害薬**が大変な話題になりました。この薬があれば、がんは治ってしまうんだというくらいの勢いで報道されました。

〝夢の特効薬〟として騒がれるような薬や治療法はこれまでもたくさんあって、だいたいが尻すぼみになってしまっています。果たしてオプジーボは本物の夢の特効薬なのか、私も注目しましたが、残念ながらこれを使えばすべてのがんが良くなるというようなものではありませんでした。

しかし、これはオプジーボの責任ではありません。だいたい、がんという病気はある一つの方法で対処しようとしてもうまくいきません。それが私の持論ですが、オプジーボとて、これさえあればというものではないのは、当然と言えば当然のことでもあります。

私は遺伝子治療に力を入れてがん治療を行っています。遺伝子治療がとても優秀な治療法であることは間違いありません。そのことは自信をもって言えます。しかし、これだけですべてのがんを治してしまえるとは思っていません。

患者様の状況に応じて、手術や抗がん剤、放射線治療といった標準治療と併用した方がより効果が出ます。**一つの治療法で何とかしようというのではなく、多方面からアプローチしていくことががん治療にとっては重要なことです。**

そういう面では、オプジーボも単独では効果に限界があるものの、標準治療や遺伝子治療と組み合わせていくことで、その存在意義がより高まるのかもしれません。

がん治療は、いろいろな治療法の特徴をしっかりと把握した上で、それぞれの長所を生かしながら、上手に組み合わせていくのが大切です。

私の場合は、標準治療と遺伝子治療、免疫療法のコラボレーションで効果を高めるように工夫をしています。オプジーボを使うかどうかはともかく、「免疫療法」は私にとってはとても重要な武器のひとつです。

**免疫というのは自己（自分自身）と非自己（自分以外）を見分けて、非自己と認識すれ**

**ばそれを排除しようとする生体に備わった力を言います。**

たとえばウイルスや病原菌が侵入するとします。空気中にはいくらでもウイルスや病原菌があります。体が無防備だったら、病気の原因となるウイルスや細菌は食べ物や呼吸を通していくらでも体の中に侵入してきますから、だれもが病気になってしまいます。

しかし、冬場、家族みんながインフルエンザで熱を出して苦しんでいても、自分だけは平気だという人がいるかと思います。学校で学級閉鎖になっても感染しない子がいて「ラッキー！」と外で遊び回っていたりします。インフルエンザになる人とならない人、何が違うのか。免疫力の強さが関係しているのは間違いありません。

免疫力がしっかりと機能して、相手を敵と認識して抗体を持っていれば、インフルエンザウイルスが侵入しても、ウイルスは非自己ですから、免疫力はこれを認識して攻撃を仕掛け、排除してしまいます。

ウイルスはまわりの人と同じように体内に侵入するのですが、それが広がる前にやっつけてしまうことができるので発病しないのです。

感染症に対してはワクチンがとても有効です。ある病原菌に対するワクチンを打てば、その細菌に対する抗体ができて、免疫力がつきますので、発病することがなくなるという仕組みです。

インフルエンザの場合は、いろいろなタイプがあるので、ワクチンを打ったからといって絶対に大丈夫ということにはなりません。免疫力が低下しているときに感染をすると、ウイルスの増殖が抑えられなくなって、高熱や下痢、嘔吐などきつい症状が出て寝込まないといけないことになってしまいますので、予防はするに越したことはありません。

特に、免疫力が低下している高齢者がインフルエンザになると、命にかかわることもありますので注意してください。

もちろん、予防はワクチンだけではありません。食事や睡眠がアンバランスだったりすると免疫力は下がってしまいますので、規則正しい生活をすることも心がけてください。

**免疫力は健康に過ごすための重要な鍵です。人体に備わった最高の防御システムです。これをがん治療に生かさない手はありません。**

## 免疫を働かそうとしても思うように働かないのは理由がある

人体では、一日に約五百～五千個のがん細胞のような異形細胞ができると言われています。化学物質や放射線、紫外線などで遺伝子に傷がついたり、細胞分裂の際の遺伝子のミスコピーによって、正常細胞が異形化してがん化してしまうのです。がん化する細胞の数に違いはありますが、だれの体内でも起こっていることです。

そのままにしておけば、すぐに体中にがんが広がってしまいます。そうならないのは、がん抑制遺伝子と免疫力の働きによるものです。

遺伝子が異常になれば、まずはがん抑制遺伝子が働きます。修復できるものは修復します。修復できないものはアポトーシスに導きます。

**がん抑制遺伝子の網の目を通り抜けたがん細胞は、今度は免疫によって排除されます。この二重のバリアをくぐり抜けたがん細胞が、さらなる免疫力の監視と攻撃をかわしながら細胞分裂を繰り返してがんとなるのです。**

私のようながんを治療する医者にとってがんは敵です。いつもどうやったらがんをやっつけることができるか考えています。がんをやっつけるには、がんのことをとことん知らないといけません。

がんというのは、知れば知るほど、生存本能が強くて、私たちが排除しようと手を打てば、それから逃れようとさまざまな策を弄してきます。

抗がん剤のところでお話ししましたが、抗がん剤が入り込むとすぐにそれを排出してしまうポンプのようなシステムを作動させたり、抗がん剤に対する耐性をもつことで生き残りを図ります。生き残ったがん細胞は抗がん剤に対してより強い性質をもちますから、治療はしにくくなり難治性のがんとなります。

遺伝子レベルでも、がん細胞はアポトーシスを誘導するｐ53遺伝子を働けなくするMDM2という酵素を多量に作り出しています。遺伝子治療でｐ53遺伝子を投与しても多量のMDM2があれば、がん細胞はアポトーシスしません。「ｐ53が働けばがんは消せる」と、こちら側は意気込んだのですが、がん細胞はその対策をきちんと練っていたわけです。

**このｐ53の機能低下によるアポトーシスの阻害は、標準治療の抗がん剤や放射線の効果も低下させます。それで、私たちのグループは今、ＭＤＭ２に反応しにくい効果型ｐ53を**

**投与することで、がんの知恵に打ち勝とうとしています。**

免疫力の攻撃に対しても、がん細胞はさまざまな対抗策をもっています。がんを攻撃する中心的な存在がT細胞という免疫細胞（リンパ球）です。がん細胞はPD-L1という物質を使って、T細胞からの攻撃を避けて、免疫反応を働けなくしてしまいます。

がん細胞のPDL-1とリンパ球のPD-1が確認しあって味方となってしまうのです。

このようにしてがんは正常な細胞のように振る舞い、リンパ球からの攻撃から逃れるのです。強力な銃をもっているのに引き金を引けなくされてしまうようなものです。これでは攻撃するはずのT細胞が働けないので、どうしようもありません。

オプジーボに大きな期待がかかったのは、がん細胞側のPD-L1とT細胞側のPD-1が手を結びチェックして、味方である認識を壊す「**免疫チェックポイント阻害薬**」だからです。

オプジーボはT細胞のPD-1に働きかけるのです。がん細胞はT細胞を無力化しているつもりなのですが、そうはさせるかとオプジーボはがん細胞の裏をかいて、PD-L1をいくら出そうがT細胞が働くようにします。面食らったがん細胞は、抵抗する術をもたずに免疫細胞に破壊されてしまうというシナリオです。

免疫療法としては大きな進歩だと思います。しかし、がん細胞はほかにも免疫力の強烈な攻撃から逃れるためにさまざまな仕組みをもっています。ここを突破しただけではがん撲滅とまではいかないのです。

免疫力を高めてがんをやっつける治療法。これまでも大きな期待をされては本流のがん治療にはなりませんでした。免疫全体を賦活させようということで、結核のワクチン（ＢＣＧ）が使われたりもしました。

細菌やキノコなどに免疫を活性化させる物質があるというので、連鎖球菌から作られた「ピシバニール」、カワラタケから抽出された「クレスチン」、シイタケが原料の「レンチナン」といった免疫賦活剤が登場しました。

ＢＣＧも含めて、これらの免疫賦活剤は今も使われていて一定の効果は発揮しています。多くの場合、ほかの抗がん剤などと併用されて補助的な役割を期待されているのが現状です。

次に出てきたのは、サイトカインと呼ばれる免疫を活性化させる物質を使った免疫療法です。話題になったインターフェロンもそのひとつです。これらの物質を大量に投与すれば免疫が活性化してがんをやっつけてしまうのではないかと考えられました。これも大きな期待がかかりました。

しかし、実際には副作用の方が大きいくらいで、残念ながら多くのがんを消すことはできませんでした。

**「養子免疫療法」**にも期待がかかりました。免疫細胞を体外に取り出し、そこに刺激を加えることで免疫細胞の増殖が活性化して、増殖した免疫細胞を体内に戻すことで、がんを攻撃するのではないかと考えました。理論上は間違いのないものでした。

しかし、実際に臨床で使ってみると、メラノーマや腎臓がんではある程度の効果が見られましたが、ほかのがんでは十分な効果が出ませんでした。

免疫療法というのは、登場するや、とても話題になり、がんの患者様や家族の方にとっては「待ってました」という希望の星になるのですが、残念ながら期待するほどの効果が出なかったものが多いという歴史があります。

そんな歴史があるので、免疫療法は「あてにならない」というイメージが定着しつつあります。

本当はそうではないのです。免疫を自由にコントロールできれば、がんは消すことも可能となります。なぜなら免疫は敵とわかれば、徹底的に攻撃するからです。しかし、免疫というのはとても複雑で、コントロールがとても難しく、ひとつのハードルをクリアすれば次のハードルがやってきます。ただ、少しずつ免疫の正体もわかってきて、免疫療法が確実に進歩しているのは間違いありません。

私は、先ほどからお話ししていますが、免疫療法単独でがんを消そうとするのは無理があると思います。特効治療として考えるのではなくて、ほかの治療法とうまく組み合わせて、免疫療法の長所をうまく使っていくことが大切だと考えています。

免疫の長所は副作用がほとんどなく、攻撃ができた場合は徹底的に攻撃するところです。いっぽう短所は、がん細胞を自己の細胞とみているうちは攻撃もなく、治療効果が全くないことです。そこで免疫療法が効きにくいときに遺伝子治療を組み合わせたらどうでしょうか。

ときどき免疫療法をより効かせるために腫瘍感作型の免疫細胞が使用されることがあります。これはがん細胞を砕いて抗原を提示させて攻撃型のリンパ球を作る目的です。

同様に遺伝子治療の投入でがん細胞をアポトーシスさせます。がん細胞は破壊により抗原を提示し、そのがん抗原を免疫細胞が感知すれば、免疫の攻撃が開始します。

がんの難しい治療において、大きながんを消すのは遺伝子治療や免疫療法だけでは無理です。それなら、手術や抗がん剤、放射線など使える手段は何でも使い、遺伝子治療や、免疫療法を併用して使えばいいのではないでしょうか。

完全無欠の治療法などありません。それなら、不完全なものをいくつか組み合わせて、完全に近づけていくことがいいと、私は考えているのです。

## 免疫細胞の特徴を生かしてがん治療に活用する

免疫には大きく二種類があり、それは**体液性免疫**と**細胞性免疫**です。抗体を作って抗原抗体反応で抗原を排除する体液性免疫（B細胞免疫）とマクロファージやキラーT細胞など細胞が直接はたらいて抗原を排除する細胞性免疫（T細胞免疫）があります。

どちらの免疫も抗原提示を受けたヘルパーT細胞が活性化して増殖するところまでは同じですが、**体液性免疫ではB細胞が増殖して抗体産生細胞となり、抗体を大量に作って抗原を攻撃するのに対して、細胞性免疫ではヘルパーT細胞の活性化により、マクロファージが集合したり、キラーT細胞が増殖して直接攻撃します。**

がん細胞に対する免疫は、細胞性免疫が主になります。がん免疫療法は大きく分けると三種類となります。いずれも養子免疫療法を改良し、発展させたものです。名前は各治療機関で命名するため違いますが、**ＡＴ（活性化リンパ球）療法、ＮＫ細胞（ナチュラルキラー細胞）療法、ＤＣ（樹状細胞）療法**が代表的な免疫療法です。

がんを攻撃する上でもっとも強力な働きをするのがT細胞です。T細胞は、胸腺で成熟する免疫細胞で、「T」は胸腺の Thymus に由来するものです。ウイルスなど外部から侵入した異物や体内で発生した異常な細胞に攻撃をして排除してしまうという役割をもった細胞です。

**このＴ細胞を体外に取り出して培養し、数を増やして体内に戻す治療法をＡＴ療法と言います。**攻撃力のあるT細胞を増やして体内に戻すのですから、がんとの闘いは間違いなく有利に運ぶはずです。画期的な免疫療法だと思えました。大きな期待も寄せられました。

しかし、T細胞は「抗原」と言って、攻撃する相手の目印がわからないと戦闘態勢に入れないのです。がんは巧みに免疫力から逃れようとしています。抗原を表に見せないようにPDL-1という幕で隠れます。

T細胞はそばにがん細胞があっても、抗原を認識できないと攻撃ができないのです。

そういうT細胞をいくら増やしても、がんを攻撃してくれませんから効果も出ません。そこで、がん細胞の特徴をT細胞に伝えるための工夫がなされていますが、まだまだ改良の余地のある治療法だと言えるでしょう。

T細胞のほかにがんを攻撃する免疫細胞としては**NK細胞（ナチュラルキラー細胞）**がよく知られています。NK細胞は常に全身を見回っていて、自己であるという特徴の出せない異物やがん細胞を攻撃します。

がん細胞は非自己であるという目印を出していないことが多いのでT細胞の攻撃を受けませんが、自己であるという目印を出していないとNK細胞の攻撃の対象になります。

NK細胞は、ある意味、免疫システムの中ではとても自由度の高い細胞ですので、とても柔軟かつスピーディに異物やがん細胞を排除することができます。

**NK細胞療法は、患者様の血液を体外に取り出し、NK細胞を分離して培養し、数を増やして体内に戻すという治療法です。**数を増やせば増やすほど効果は高くなります。

しかし、T細胞に比べるとパワー不足な点があるので、NK細胞療法だけでがんを消すのは厳しいのが現状です。それに、NK細胞の寿命が短いことも、期待されたほどの大きな効果が出ていない原因の一つです。

ＡＴ療法やＮＫ細胞療法は、今のところ反応するか反応しないかという壁にぶち当たっている状況です。しかし、この発想は間違っていません。これから改良が加えられたり、ほかの治療法とのコラボレーションによって高い効果を出す可能性を秘めています。

免疫療法は、まだ歴史の浅い治療法です。歴史は短くても、確実に進歩しています。そろそろ、これまでの試行錯誤が実を結ぶ段階にきているのではという気がします。

## 樹状細胞の発見で免疫療法は一気に発展

免疫療法の大きな転機は、「**樹状細胞**」という免疫細胞が見つかり、その働きが明らかになって、免疫療法として実用化されるようになったことです。

樹状細胞は、木が枝を広げたような形をしているのでそう名付けられました。発見された当初は、何の働きもないように思われていたのですが、その実体がわかるにつれて多くの研究者が衝撃を受けるようになりました。

樹状細胞は、がんを攻撃する細胞ではないので軽視されていたのですが、この細胞が、がんを直接的に攻撃するT細胞にがん細胞の抗原情報を伝えて、T細胞を教育していたのです。いわば、**免疫システムの司令塔**とも言うべき働きをしていました。

これまでの免疫療法は、T細胞を強化することばかりに目が向けられてきました。しかし、いくらT細胞を増やしたり強くしても、何を攻撃すればいいのか、その指令を出す細胞がおざなりにされていたのですから、思ったような効果が出なかったのも当然のことだったのです。

T細胞を増やし強化することはこれまでの研究で十分にできるようになっていました。それに加えて樹状細胞をコントロールしてT細胞に敵を認識させることができれば、免疫療法は大きく進歩します。

**この樹状細胞の働きを利用するのがDC療法（樹状細胞療法）です。**

樹状細胞は、がん細胞のタンパク質を取り込んで分解し、がんの情報を記憶します。がん細胞には、その細胞独自の目印があります。それを抗原と言います。

樹状細胞は抗原を表面に出して、「これが攻撃すべき相手だ」とT細胞に示します。それをキャッチしたT細胞は一気に活性化してがんに襲いかかります。

樹状細胞に抗原を認識させるにはどうしたらいいのか。いくつかの方法があります。

樹状細胞そのものは人体の中にはとても少ないので、樹状細胞になる前の血液細胞を体外に取り出し、それを体外で樹状細胞に育てます。

そして、そこへ手術で摘出したがん細胞を混ぜれば樹状細胞はその患者様のがんの目印を記憶します。それを体内に戻すと、樹状細胞からT細胞にがん情報が伝わるのです。

しかし、手術で摘出したがん細胞がない場合がほとんどなので、よく使われるのは人工的に合成したがん抗原です。これだとどうしても限界もありますが、それでも手軽に樹状細胞療法が受けられ、ある程度の効果も期待できるのでとても普及しています。

また、体内にまだ腫瘍が残っているなら、体外で培養した樹状細胞を腫瘍に直接注入することで樹状細胞は抗原を認識し、T細胞を働かせることもできます。

樹状細胞を手中にしたことで、免疫療法は確実に進歩しました。これからも大切な戦術として、がん治療に貢献するだろうと思います。

ただし、免疫療法だけでがんを抑え込もうというのは無理があります。いくつかの免疫療法の組み合わせ、あるいは標準治療と一緒に行うことによって、より効果は高まります。

**私は、免疫療法と標準治療、そこに遺伝子治療が加わることで、さらに相乗効果が期待**

できると考えています。

## どの免疫療法を選択すべきか

先ほどもお話ししましたが、免疫療法には大きく分けて三つあります。リンパ球を培養増殖して体内に戻すＡＴ（活性化リンパ球）療法。がん細胞を直接攻撃するナチュラルキラー細胞を培養増殖して体内に戻すＮＫ細胞（ナチュラルキラー細胞）療法。血液から樹状細胞の前駆細胞を取り出して培養増殖し、人工ペプチドなどの抗原を感作させて体内に戻すＤＣ（樹状細胞）療法が代表的な免疫療法です。

ではこの三種類の免疫療法はどれが優れていて、どのように使い分ければいいのか？正解は私にもわかりません。それぞれに特徴を持ち、理論上はがん細胞を攻撃するからです。また個々の病状やがんの種類により、条件が変わるからです。

免疫療法は各医療機関により、各培養施設により作られるものが微妙に違い、命名も違います。ただ一つ言えるのは　自分の医療機関で使っている、作っている免疫方法を一番に考えています。そのことが、この免疫方法が一番優れていると決められない原因でもあります。医師でさえ決められない免疫療法を患者様は選択できるのでしょうか？

現在、私は遺伝子治療を中心としたがん治療を行っています。がん治療において色々な医療機関のがん治療も学んできました。免疫においてもある程度の治療効果が期待できるのはわかりましたが、どこの医療機関の免疫療法が一番優れているという結論には達していません。

遺伝子治療に免疫療法を併用する方はたくさんおられます。ではどの免疫療法を施行しているか？　どこの免疫療法を使用しているのか？　現在、数カ所の免疫医療機関と提携を結んでいます。各免疫療法にはそれぞれの特徴があり、それをフルに活かしたいからです。患者様の状況や病期により使用する免疫療法を選択したいからです。

遺伝子治療もがんの種類や状態、病期により遺伝子治療タンパクの配合を変えます。なので各種免疫療法も状況により免疫の種類や投与法を変化させているのです。

がん治療は大変難治性の病気です。ただでさえ治し難いものを一つの方法で治療することはできません。治療が空振りすると効果がなく、取り返しのつかないことになってしまうからです。

患者様の中には免疫療法で空振りして、再発してしまった方がたくさん来られます。一番大事な治療時期の空振りは取り返しのつかない状況になることがあるので、がん治療の追加治療選択は今後の生き方を決める大変重要な分岐点です。

ですから私はより有効な治療選択ができるように、多くの遺伝子治療タンパクや多くの免疫療法、多くの連携医療機関を保持しているのです。

## 遺伝子治療と免疫療法の相乗効果

遺伝子治療と免疫療法にはコラボレーションの妙があります。遺伝子療法と免疫療法が組むとどんな利点があるのでしょうか。

体の中にがんができました。がんはどんどんと増殖して体中に転移をします。そのままにしておけば、内臓の機能も損なわれます。さまざまな不具合が出てきて、ついには患者様を死に至らしめます。

がん細胞には無限増殖と不死という特徴があります。これを何とかしないといけません。

標準治療の抗がん剤では不死に対して一般的な抗がん剤（細胞傷害型抗がん剤）、増殖に対しては分子標的薬やホルモン剤を使用します。

また遺伝子治療ではがんを抑制する遺伝子を注入することで、増殖をストップ（ＰＴＥＮ遺伝子）させたり、がん化した細胞をアポトーシスに向かわせたり（ｐ53遺伝子・ｐ16遺伝子）します。

このときに免疫療法と併用するとどういうことが起こるかを見ていきます。

**免疫療法が期待されたほど効果が出なかったのは、がんを攻撃するＴ細胞ががんの抗原を認知できないことが大きな原因でした。そして、その欠点を補うのに大きな役割を果たすのが樹状細胞です。**

遺伝子治療を行うと、がん細胞はアポトーシスによって自滅します。がん細胞が壊れるわけです。がん細胞は免疫細胞にやられないように「自分は正常細胞ではない」という目印（がん抗原）を、その内部に隠しています。

しかし、アポトーシスによってがん細胞が壊れるとがん抗原を外に吐き出します。その印を免疫の司令塔である免疫細胞がぱくりと食べてそれを表面に提示しながら「こいつが敵の目印だ」とT細胞に教えるのです。T細胞はその指令を受けて、強烈な攻撃力でがん細胞に襲いかかります。

遺伝子治療だけでもがん細胞の増殖をストップさせたり、がんをアポトーシスさせることができるのですが、そこに免疫療法が加われば、免疫の力も使ってがんをやっつけることができるのです。

遺伝子治療と免疫療法を組み合わせることは、転移したがんへの効果も期待でき、手術後の再発予防にも大きな力になります。

遺伝子治療と免疫療法のコラボレーションの仕方ですが、いくつかあります。少しでも効果が上がるなら私は努力を惜しみません。

がん細胞を攻撃してくれるT細胞を作るためにがん細胞を胸水や腹水・リンパ節などから取り出して、腫瘍感作型の樹状細胞を作ることもあります。この方が腫瘍抗原を直接教え込めるからです。

他にも腫瘍細胞が取れない場合、少しでもがん感受性を高めるために、私はまずは遺伝子治療で治療タンパクをがん細胞に直接打ち込みます。一週間くらいしてから特殊に作った未熟な（抗原を認知していない）樹状細胞をがん細胞に打ちます。

先ほどお話ししたように、遺伝子治療によってがん細胞はアポトーシスを起こしています。自滅してがん抗原を外に吐き出します。ちょうど一週間くらいが、がん抗原がたくさん外に出ているころです。そのころに樹状細胞を打ち込むのですから、樹状細胞はすぐにがん抗原を認識し、T細胞に攻撃対象の目印を教え、出動指令を出します。

このときもうひとつ注意しておきたいことがあります。それは攻撃型T細胞の量と質です。抗がん剤の治療を受けている患者様は、T細胞も抗がん剤の影響を受けて弱っていることがあります。量も減っている可能性もあります。

それでは、いくら樹状細胞が指令を出しても、T細胞の量の不足や攻撃力の弱さがあれば思ったような効果が出ません。そこで攻撃型T細胞の量を増やして質を高める工夫が必要です。

**攻撃型T細胞を患者様の体内から取り出し、体外で培養して増殖し体内に戻すのです。**そうすると、量が増えるばかりではなくリフレッシュされてとてもよく働くT細胞になります。そのT細胞はすでに樹状細胞から攻撃相手の情報をもらっていますから、体内に戻るや、すぐにがんをやっつけるわけです。

もうひと押しするために、そのあとに体外で培養したNK細胞を投与することもあります。NK細胞は正常細胞という目印を掲げていない細胞を攻撃します。もしT細胞が見逃してしまったがん細胞があっても、それはNK細胞がカバーしてくれるのです。

遺伝子治療も免疫療法も、局所に治療タンパクや樹状細胞を注入するわけですが、治療タンパクも樹状細胞も、樹状細胞の指令を受けたT細胞もNK細胞も、局所にとどまっているわけではなく、全身を巡ります。

そこにがん細胞があれば、治療タンパクはそこへ入り込んでアポトーシスをさせますし、免疫細胞はがん細胞を見つければ攻撃をして破壊してしまいますから、転移や局所浸潤などの再発を未然に防ぐこともできます。

さらに、すでに転移していたとしても、その場所にも治療タンパクや免疫細胞は行きますから、そこでもがんをアポトーシスさせたり、攻撃して破壊したりするということが起こってきます。とにかく、遺伝子治療と免疫療法を組み合わせれば、がんを見逃す可能性が減少し、治療効果を高めることができます。

標準治療だけでも効果が出る人はいます。しかし、局所再発や転移再発しているときには、がん治療効果はかなり厳しいという現実があります。そんなときには遺伝子治療をそこに加えてください。さらに効果を高めようと思えば免疫療法も一緒にやることで、さらに効果は高まるはずです。

免疫療法はとても話題になっていますので、これにかけているという方もいるかと思います。免疫療法は高額な治療ですからかなりの決心もいったことと思います。それでも期待したような効果が出ないこともあります。

そういう場合は、免疫力は高まっても、免疫細胞ががんを敵だと認識していないことが原因だと思われます。そんなときには、遺伝子治療を併用してがん細胞をアポトーシスさせてがん抗原を表に出させれば、高まった免疫力が十分に力を発揮することになります。

がんというのはとても強烈な病気です。単一の方法で対処しようと思うとうまくいかないことがよくあります。標準治療と遺伝子治療は同方向から、免疫療法と遺伝子治療は抗原提示という方向から、相乗作用を出すのです。

このように複合療法の効果は単なる足し算ではなく、大きなプラス$\alpha$が期待できる治療方法だと思います。

## 遺伝子治療や免疫療法の治療選択

もう少し詳しく遺伝子治療と免疫療法の組み合わせ方をお話しします。

がん治療は状況によって臨機応変に対応しないといけません。私は遺伝子治療の場合、その病状や病期、発生場所によって治療内容を選択し、対応します。免疫療法も同じようにに病期や病状に適した治療内容の選択が必要なのではないでしょうか。免疫療法もがんの進行度合いによってやり方を変えるなど、より高い効果を求める必要があります。

**免疫療法の種類はいくつもあり、ひとつの医療機関の治療内容にだけ頼ることはお勧めしません。** 数多くの医療機関の中から自分の病態にあった免疫治療を選択する必要が求められます。病期や病状にあった免疫療法をうまく選択して使えば効果はより高まります。

遺伝子治療や免疫療法を、標準治療を受けてもなかなか良くならない、最後にすがる治療法のような位置づけに考えている方がまだ多くいらっしゃいます。

標準治療を第一選択肢にするのは問題ありません。しかし、同時に遺伝子治療や免疫療法も視野に入れて治療のプログラムを組むと、かなりその後の経過は違ってくると、私は思っています。

いくらすぐれた治療法でも、体のあちこちに転移が広がって進行したがんは簡単には治せません。私も、もう少し早く来てくれたら良かったのにと、悔しい思いをしています。

**がん治療において一番いいのは、がんが見つかってまだ治療を受ける前とか、手術を終えてすぐとか、再発直後とか、早ければ早い段階ほど有効な複合療法の相談ができると思います。**

複合療法は抗がん剤治療や放射線治療を使いながら、遺伝子治療や免疫治療を追加併用することで、標準治療の弱点をカバーして治療効果を高める方法です。

抗がん剤や放射線治療はがん細胞の殺傷能力が高いという特徴があります。ただこの標準治療にも弱点があり、抗がん剤は薬剤耐性でがん細胞が残存します。放射線治療は照射範囲外の転移には無効でがん細胞は残存します。これらのがん細胞の残存が後の再発となるのです。

免疫療法や遺伝子治療はこのような残存がん細胞を叩いてくれます。免疫治療や遺伝子治療は標準治療を完成へと導く救世主なのです。

がんの怖さは、局所浸潤や転移が進行することで再発することです。手術で取りきっても再発すると治療は困難になりますし、はじめから転移のある場合は手術すらできないことがよくあります。遺伝子治療や免疫療法を加えることで、再発の原因となる小さな残存したがん細胞を消し去ることもできます。

複合療法により、がん治療でもっとも手を焼く再発のリスクを少なくし、転移や浸潤したがんにも対応ができるのです。それに、免疫療法や遺伝子治療は、いくらこんなにも効果があると訴えても、まだ歴史が浅く自由診療ということもあって、どこの病院でも理解してもらえるというところまでいっていません。

もし手術をする前だったら感作型の免疫細胞を作るために、手術で切り取ったがんの切片をもらえないか交渉できるといいのですが、現実的には手間もかかるし、快くいいですよと言ってくれるかどうかもわかりません。

本当なら、自分の体のことですから、そんなことに遠慮することはないのですが、躊躇してしまう方がほとんどでしょう。免疫療法をやっている医師に相談してみるというのも方法です。

がんの切片が手に入れれば、それをすりつぶして樹状細胞にまぶします。そうすれば、樹状細胞はがん抗原を認識します。その樹状細胞を患者様のリンパ節に注入して体内に戻します。そうすれば、樹状細胞の指令を受けてT細胞が残存するがんを攻撃してくれます。

免疫療法はとても効果的な治療法ですが、実際に高い効果を出そうと思うと、こういうハードルがあります。

**その点、遺伝子治療だとやっかいな手間がかかりません。手術前であろうと手術後であろうと、転移があろうとなかろうと、どんな状態であっても同じ方法で治療ができます。また耐性もなく、自己・非自己も関係なく入れた分だけ反応してくれるのも遺伝子治療の大きな利点ではないでしょうか。**

遺伝子治療は個々の細胞を培養するわけではないので、すぐに治療に入れます。また自己・非自己など関係ないので三～五日間がんを探し続けて的確に効果を出していきます。しかし免疫には種類もあるし、状況によって使用の仕方も違うし、ただ入れればいいというものではありません。

また免疫細胞は抗がん剤の使用時に使われるステロイド（免疫抑制剤）や抗がん剤の細胞傷害の餌食にもなってしまい、効果が低下するときがあります。

いつでも投与できる遺伝子治療とはちょっと違い、選択肢が多いので使う時期や使い方、使う種類など有効な選択が必要となります。

現在は数カ所の免疫を作る医療機関と提携を結び、患者様の状況によりいろいろな治療ができるようにしています。

**私は再発予防には多くの種類の免疫細胞を培養した多種類の免疫療法を使います。これはどの種の免疫が当たってくれるかわからないので、多種の免疫細胞を培養したスタンダードなものを使用するのです。**

**また手術後に時間をおいて再発した場合は、樹状細胞や活性リンパ球療法を使用します。**

なるべく、がんを敵と認識した免疫細胞を使用します。手術時にがん組織の切片がある場合、またがん細胞が手に入る（胸水・腹水・リンパ節）なら、一番有効な腫瘍抗原を感作させた樹状細胞を使用します。

がん組織が手に入らない場合はまず腫瘍に遺伝子治療タンパクを打ち込みます。がん細胞をアポトーシスさせてがん抗原を表に出させたら、培養した未熟な樹状細胞を腫瘍に注入します。

樹状細胞は腫瘍の中に入り、そこでがん抗原を認識し、T細胞に攻撃すべき相手を教えます。もちろん、免疫療法はやらずに遺伝子治療だけで対処するという方がほとんどです。しかし、両者を併用した方が効果はさらに確実なものになります。

遺伝子治療は標準治療ばかりでなく免疫療法とも相乗効果を示す効果的な治療法だということを、私は胸を張って言うことができます。しかし、これで進行したすべてのがんを治癒にもっていけるかというと、残念ながらそこまでは言い切れません。

がんというのは、とても複雑な病気で、注射一本で治りましたということにはなりません。がん細胞には、自分たちが生き残るためにさまざまな防御システムがあります。がんの研究者や治療家との知恵比べをしています。なかなか手ごわい相手です。

単一の戦術では完全勝利は厳しいところがあります。いくつも戦術を上手く組み合わせてこそ、がんを撲滅することが可能になります。

その組み合わせで、今の時点で最良だと思えるのが、標準治療が可能ならそれをやって、そこに遺伝子治療を加え、できるなら免疫療法も加えるというものです。

まとめておきます。

がんと診断されたら、大きな病院だとすぐに手術をして、再発予防に抗がん剤や放射線の治療を受けます。しかし、それだけだと、すでに転移している小さながんに完全に対処するのが難しいところがあり、再発のリスクがあります。

一番いいのは、がんとわかった時点で、遺伝子治療、免疫療法を視野に入れた治療計画を立てることです。

手術ができる状態であって手術をする前なら、標準治療に遺伝子治療や遺伝子治療＋免疫療法を併用します。抗がん剤とがん抑制遺伝子＋免疫細胞によって薬剤耐性のがん細胞も消えていくので完治に向かうことができます。この相乗作用を利用して、転移している見えない小さながんにも対応して、がんの再発を予防できるのです。

こういう形で遺伝子治療と免疫療法を併用することで、さまざまな状況に対応できるようになります。遺伝子治療と免疫療法はとても相性のいい治療法だと言えます。

標準治療では外から人工的な力で多くのがん細胞を叩きます。ただ代償として正常細胞に対して副作用が発生します。遺伝子治療や免疫療法はもともと体にあるものを補強するので、副作用はほとんどありません。

複合療法は多方向からのがん細胞に対するアプローチですから、いくら知恵のあるがん細胞でも対応ができなくなります。タイプが違っていて、なおかつすぐれた治療法を戦略的に組み合わせることが、がんを克服するためには必要ですので、遺伝子治療を中心に、さらに確実な効果を上げるため、標準治療でも確実な結果を出している医療機関と組み、免疫療法なら日本でも最高のレベルの技術を持ついくつかのクリニックと提携して複合療法にのぞんでいます。

それぞれの治療法にも発展の可能性がありますし、それを組み合わせることで、無限の広がりが生まれてきます。このやり方の先に、がんの撲滅はあるのだと、私は信じています。

## 先手を取って多くの武器で治療を組み立てる

実際にはどんなふうに複合的な治療が行われるのか、見ていきたいと思います。

## ★横行結腸がんは手術で切除したが、多発性肝転移は手術ができなかった六九歳の男性の場合

六九歳男性の患者様は横行結腸がんが発見されたときには、すでに多発性肝転移が同時に見つかりました。横行結腸がんは手術で切除しましたが、多発性肝転移は手術ができませんでした。

そうなると、標準治療という枠の中では、もう抗がん剤治療しかありません。しかし、転移したがんを抗がん剤だけで叩くのは簡単ではありません。

この方の腫瘍マーカー（ＣＥＡ）は八〇〇ととても高いものでした（五以下が正常）。そこで主治医と相談して**抗がん剤治療に免疫療法を併用**することにしました。その効果があって半年後には腫瘍マーカーが下がり正常値の五以下で安定しました。

しかし、それでは終わりませんでした。がんには抗がん剤に対する耐性があるとお話ししました。抗がん剤が効かないがん細胞（自然耐性）があったり、抗がん剤を何回か使用するうちにその毒性に耐えられる細胞（獲得耐性）が出てきたりします。

抗がん剤治療において、抗がん剤が効くがん細胞は消滅しますから、当然がんも一時的に小さくなります。

ところが、抗がん剤に対する薬剤耐性のあるがん細胞は分裂して増殖を続けます。つまり消えたように見えても生存したがん細胞があり、その増殖によりがんは再燃したのです。

このように抗がん剤に耐性をもったがん細胞が増殖して大きくなったがんには、この種の抗がん剤はもう効きません。とても免疫療法だけでは抑えられませんでした。しばらくしたらがんが再び成長して腫瘍マーカーが八〇と高くなってしまいました。

こうなるともう普通では手の施しようがありません。そんな中で、患者様は私共で**遺伝子治療**を開始しました。

この時点で、**抗がん剤＋免疫療法＋遺伝子治療**という複合療法になりました。それによって、再度、腫瘍マーカーが低下してきました。

再度上がった腫瘍マーカーがまた下がるというのはなかなかないことです。画像でチェックすると、がんは小さくなっていますし、壊死した部分も多くなっているのが確認されました。

この症例は、どちらかと言うと、後手後手に回ってしまったものです。手術がダメだから抗がん剤。これもダメだから免疫療法をプラス。これでもうまくいかないので遺伝子治療という形です。

これでもそれなりに効果は出ましたが、後手に回ってしまっては、がんに打ち克つことは容易ではありません。

先手を取ることが大事です。そのためには、行き当たりばったりの治療ではなく、最初からきちんと戦略を組むことが重要です。将棋のように何十手と先を読みつつ、今、どういう手で攻めるといいのかを考えることです。

私はがんの種類はもちろん、個々のがんの特性（タイプ）、転移・浸潤形式、病態や病期に合わせたその時点での最良の治療方法を常に考えてプログラムしています
この方の場合で言うと、がんが見つかった時点でどのような治療を組み立てるか考える必要がありました。

手術で取れるところは取ってしまうというのは正解です。そのあとの抗がん剤治療も間違いではないのですが、せっかく辛い抗がん剤治療をしていたので、この時点で遺伝子治療を行い、腫瘍マーカーが低下したところで免疫療法を併用する方が、効果が維持できたかもしれません。

またそのがん細胞が一番少ない時点で、可能なら肝臓に対して冠動脈塞栓術やラジオ波

焼却、放射線治療を検討することもできたかもしれません。

通常の標準治療では、この状態で冠動脈塞栓術やラジオ波焼却、放射線治療など積極的にしてはくれません。私はいくつかの医療機関と提携しています。放射線治療でも各種放射線機械ごとに多くの病院と提携しています。動脈カテーテルやラジオ波もいくつかの医療機関と提携しています。またこのような医療機関では、通常の病院ではあまり行ってくれない厳しいものも、可能であれば治療していただいています。

**このように敵が難治性のがん治療には多くの種類の武器が必要です。**多くの武器を使ってがんと闘う以外、がんはなかなか治ってくれません。私たちの施設にはステージⅣなのに進行しないで安定している患者様が多くいます。遺伝子治療だけでなく、多くの武器を使うことでがんと闘ってきた結果です。

## がんの性質をきちんと知った上で、確実な手を打つ

医師として手術前から治療相談を受けることも多々あります。その場合は再発予防に重点を置く治療を行っています。もちろん再発してしまった方も、再発が広がり標準治療では治らない方も、ほとんどの病気の方が相談に来ます。

患者様の病態に合わせた最良の複合療法を組み立てることが私の使命であり、一番重要ながん治療のポイントだからです。

そして多くの免疫療法の認可を持っているのも、複数の免疫医療機関と提携しているのも多くの武器を持つためです。使う時期や使い方でなるべく有効治療を行うためです。

また遺伝子治療タンパクを多く持つのも、がんの種類や病期や病態に対応するためです。放射線治療でも重粒子線から陽子線、ＩＭＲＴ・サイバーナイフ・トモセラピーとそれぞれの医療機関と提携しています。これもがんの種類や病期や病態に対応するためです。

またこれらの先生方は皆様が治療に積極的で、標準治療では難しいと言われている領域の治療も可能にしてくれます。

がんの患者様が来院したとき、がんの今後起こるかもしれない展開を考えます。転移・浸潤の形式や広がり、速さ、占拠部位などです。がん治療において先を読むことは重要で標準治療の弱点に対して先手を打つことができます。

当たり前の標準治療は完成された攻撃的な治療ではありません。私は標準治療の弱点を見ながら起こるであろうことを予想して、より多くの種類の武器をもち、それぞれの治療法が長所を出しながらでないと難治性のがんと闘えないと考えています。

この治療法だけでがんが消えるというものはないと考えてください。今はすぐれた治療法がたくさんあります。それを上手く複合させること。それこそががん治療の決定版です。ただし、手当り次第にいいと言われる治療法に飛びつくのは意味がありません。

複合的に治療するというのは、決して、たくさんの治療法を使えばいいということではありません。がんの性質をきちんと知った上で、確実な手を打つことが大事です。そういう面で私たち、がんの専門家の治療計画は患者様のお役に立てるかと思っています。

# 第五章

# 複合療法でがんに克つ！

## 遺伝子治療がもっとも効果を発揮する、標準治療と併用した再発予防

がんに打ち克つには複合療法が大切だというお話をしました。この章では、その根拠とやり方について詳しくお話しします。

複合療法と言ってもさまざまで、多くの病院で行っているがん治療もいくつかの治療を組み合わせた複合療法です。

手術が適用となる初期のがんであれば手術だけで治療が終わる場合もありますが、手術ですべてのがんを取り除けずにがんが残っている可能性があれば、そのままにしておけば確実に再発する確率が高くなります。そんなときは局所に対して念のために、放射線治療を照射することもあります。

また、目に見えるがんは取り除けても、微小ながんが血管やリンパ管を使って、全身に回っている危険性もあります（マイクロ転移）ので、抗がん剤を使用することがあります。

手術しか方法がなかったときは、きれいに取り切ったはずなのにしばらくすると再発す

るという方が後を絶ちませんでした。しかし、放射線や抗がん剤を併用することによって、再発でも命を亡くす方を救えたケースは数多くあります。

とは言っても、がん患者様の半数近くが命を落としているという現実があります。標準治療でもある程度の効果は出ているのですが、それではまだまだ不十分で、そこへさらに有効な治療をプラスアルファしてがんの治療成績を上げる必要があるのです。

そこで**遺伝子治療や免疫療法という、副作用がほとんどないがん最先端治療**を複合するという方法があります。

遺伝子治療は、標準治療と組み合わせることで標準治療の弱点をカバーして、さらに大きな相乗効果を発揮します。抗がん剤や放射線治療の効果を増す作用もあるので、手術の局所浸潤やマイクロ転移にも高い効果を示します。

遺伝子治療は副作用もほとんどありません。さまざまな使い方もできます。とても使い勝手のいい治療法です。たとえば、手術前に腫瘍を縮小目的・転移対策として抗がん剤や放射線を使うことがあります。抗がん剤で小さくするという方法は重要ながん対策ですが、副作用がきつくて体力的にも精神的にも辛い患者様が多々あります。

そんなときに、遺伝子治療（点滴・局所）を使うと副作用も軽くなり、腫瘍をさらに小さくすることができます。手術前に遺伝子治療を追加して　腫瘍を縮小させステージを下げた方が多くおられます。

また、抗がん剤治療には、がん細胞の薬剤耐性というやっかいな問題が絡んできます。抗がん剤がもともと効きにくい、自然耐性を持ったがん細胞が存在します。そして、そういう細胞が抗がん剤に打ち勝って増殖するわけですから、最終的には抗がん剤が効かない難治性のがんが大きくなってしまいます。

この再発はかなり治療が困難な状態になってしまいます。がん組織内に薬剤耐性のがん細胞が存在するので、標準治療に遺伝子治療を併用して、薬剤耐性をもつようながん細胞もアポトーシスさせる必要があります。

遺伝子治療がもっとも効果を発揮するのが標準治療と併用した再発予防です。標準治療では、手術で切除できる範囲は限られています。放射線も大量に照射するわけにはいきません。抗がん剤も副作用を考慮した処方が必要になります。

ですから、標準治療にも限界があり、すべてのがん細胞が消し切れていないと思っても、それ以上はできないことがあります。がんは消えたけれども患者様が亡くなったというの

## 今までの標準治療

**手術**

利点＝限局する癌腫をきれいに取り除くことができる
弱点＝広い領域や遠隔転移があればがん細胞が残存する
⇒残存がん細胞はやがて**高率に再発する**

**抗がん剤**

利点＝残存しているがん細胞を攻撃
弱点＝抗がん剤が効かない耐性（自然・獲得）細胞が残る
⇒耐性細胞がやがて増殖して**高率に再発する**

**放射線**

利点＝照射範囲のがん細胞が死滅する
弱点＝照射範囲外のがん細胞に効果なし
⇒範囲外にがん細胞があれば増殖して**再発する**

## 遺伝子治療を追加した複合治療

**手術＋遺伝子治療**

弱点＝広い領域や遠隔転移があればがん細胞が残存してやがて高率に再発する
**遺伝子治療の追加で**＝遠隔転移した残存がん細胞を攻撃して**再発率を低下させる**

**抗がん剤＋遺伝子治療**

弱点＝抗がん剤がもともと効かない薬剤自然耐性や薬剤獲得耐性など耐性により高率に再発する
**遺伝子治療の追加で**＝がん細胞に直接作用し耐性がないので耐性がん細胞にも有効で**再発率は低下する**

**放射線＋遺伝子治療**

弱点＝照射範囲外の残存細胞には有効性がなくまた放射線耐性細胞もあり再発する場合がある
**遺伝子治療の追加で**＝DNAを傷つける放射線とDNAが傷ついた細胞を捨てる遺伝子治療とは相乗効果を示す、また照射範囲外のがん細胞にも有効なので併用により**再発率は低下する**

**＋遺伝子治療**

**遺伝子治療の追加で標準治療の弱点をカバーして標準治療の効果を増強させます。**

**再発予防を考えている人も、再発してしまった人も遺伝子治療を併用した『複合医療』を検討して下さい。**

では困りますから。

その点、遺伝子治療は副作用も少ない上、全身で効果を発揮しますので標準治療に併用するとがん治療が優位に進みます。

免疫療法も、遺伝子治療と同じように副作用も少なく、全身に免疫細胞が回りますから再発予防には効果的です。免疫療法の弱点は「がんの非自己化」と「抗がん剤による効果の低下」です。それらの点が排除できれば免疫療法は大変有効に働きます。

私は、遺伝子治療を中心に免疫療法を組み合わせるのが、再発予防には最適だと考えています。特に高齢者とか、がんが進行していて体力が低下している方は、体に負担をかける標準治療ばかりではなく、遺伝子治療とか免疫療法という体力を使わなくていい方法で再発予防をするのがいいのではないでしょうか。

## ★手術と遺伝子治療の併用の利点

手術前から遺伝子治療を受けることで腫瘍を小さくしてステージを下げたり、転移の勢いを抑制するなど、手術の負担を軽減することができます。

また、手術時に見つからなかった小さな転移やリンパ節などの取り残しがあれば必ず再

**手術の利点・欠点**

**利点**

・完全にがん細胞を取り除ける可能性がある。
・再発なしで根治する可能性がある。
・副作用が少ない。

**欠点**

・手術しても断端陽性に残ることがある。
・浸潤が強いと取り残しすることがある。
・転移リンパ節が残ってしまうことがある。
・検査で見つからなかった小さな転移があるとがんが残ってしまう（マイクロ転移）。
・手術で周囲に撒き散らしてしまうことがある。
結果＝再発してしまう。

**再発原因**＝**がん細胞が残存すると再発リスクは高くなる**

①遠隔マイクロ転移
②広域リンパ節転移
③取り残し
④手術によるがん細胞の散布
⑤姑息的手術

**遺伝子治療の追加で再発予防を強化**

**手術前**

・遺伝子治療追加で腫瘍縮小。ステージダウン。
・増殖や転移の促進を抑制。
・マイクロ転移消滅作用。
**⇒遺伝子治療の追加で再発率を低下させる。**

**手術後**

・遠隔転移やマイクロ転移を抑制して再発予防。
・術後抗がん剤と相乗効果で更なる再発予防。
・抗がん剤が効き難いがん細胞にも効果して転移を縮小・消滅させ再発予防。
・局所の残存がん細胞にも効果して再発予防。
**⇒遺伝子治療の追加で再発率を低下させる。**

発しますので、手術後に遺伝子治療を受けることで再発予防をさらに強化することができます。

●腫瘍を縮小させる。
●主病巣からの転移をしにくくさせる。
●手術範囲外の遠隔転移を抑制する。
●手術中のがん細胞の散布を抑制する。

## ★抗がん剤と遺伝子治療の併用の利点

**遺伝子治療は抗がん剤と同じ目的経路で働くので高い相乗効果があります。**また、薬剤耐性（自然耐性・獲得耐性）をもって抗がん剤が効かないがん細胞であっても、遺伝子治療は直接作用するので、抗がん剤では防ぎ切れない再発予防や、抗がん剤を使用したのにも関わらず、再発してしまった難治性がん治療に対しても、副作用なく高い効果が期待できます。

●辛い副作用の抗がん剤に比べ、副作用がほとんどない。
●副作用がほとんどないので「ながら治療」（日常生活を普通にしながら治療をうける）

**抗がん剤の利点・欠点**

**利点**

・全身投与なので全身や局所に効果する。
・いろいろな種類の選択ができる。
・がん細胞に対する殺傷効果が高い。
・分子標的薬や免疫チェックポイント阻害薬など新規開発が盛んである。（副作用減少）

**欠点**

・副作用が強く出ることがある。
・薬剤耐性がある。
①抗がん剤が効きにくいがん幹細胞やストレスに強いがん細胞の残存＝**薬剤自然耐性。**
②投与を繰り返すと抗がん剤が徐々に効きにくくなる＝**薬剤獲得耐性。**
**結果＝耐性細胞の増加から再発してしまう。**

**再発原因**

**抗がん剤は残存したがん細胞を減らすためには最大有効な方法であるが**
**抗がん剤に対する耐性がん細胞の存在とその増加により最終的には再発してしまう。**

**遺伝子治療の追加で再発や再発予防と闘う**

**再発予防に対し**＝初期のがんでも再発することがあります。
さらに進行がんともなれば、再発率はずっと高くなります。これは抗がん剤に耐性のがん細胞が、残存し増加することから起こります。遺伝子治療は直接がん細胞に侵入して効果するので耐性になり難く作用します。抗がん剤とその弱点をケアーする遺伝子治療の併用は、治療効果を高め、再発率を低下させる。

**再発に対し**＝手術して抗がん剤を頑張ったのに再発してしまうことは多々あります。これは抗がん剤に対して耐性を持ったがん細胞の増加から起こってますので、この場合の再発は、抗がん剤だけではなかなか効果が出ません。抗がん剤治療に追加治療を考えるべきで、遺伝子治療の併用は抗がん剤効果や放射線治療効果を高めます。

**手術できない場合でも**＝抗がん剤や遺伝子治療、特殊な放射線などと併用することで治療効果が高まります。

ができる。

●細胞傷害型抗がん剤と同じ目的で働くｐ53遺伝子・ｐ16遺伝子。

●増殖を抑制する分子標的薬と同じ経路で働くＰＴＥＮ遺伝子。

●がん抑制遺伝子は正常な体に存在する自然の抗がん剤。

●抗がん剤の耐性細胞にも有効なので併用治療が有効。

●抗がん剤との併用でさらに再発予防を強化。

●抗がん剤で防ぎ切れない難治性再発にも有効。

## ★放射線治療と遺伝子治療の併用の利点

放射線治療はがん細胞のＤＮＡを傷つけ、細胞分裂を阻害してがん細胞を死滅させます。遺伝子治療で使うｐ53遺伝子やｐ16遺伝子はＤＮＡに傷を負ったがん細胞を自滅させていきます。作用機序が似ているので、放射線治療と遺伝子治療は高い相乗効果が期待できます。また、照射した場所以外のがん細胞や放射線治療で傷つきながらも生き延びたがん細胞を遺伝子治療によって叩くことができます。

●放射線と同じ作用点で働くので照射の効果を増強。

**放射線治療の利点・欠点**

**利点**

・残存しているがん細胞を完全に死滅させる可能性が高い。
・放射線の追加で根治する可能性がある。
・副作用が少ない。
・病巣によって重粒子線、陽子線、IMRTなど色々な照射が選択できる。
・疼痛緩和目的で照射することもできる。

**欠点**

・照射範囲外のがん細胞には効かない。
・部位や数によって照射できないことがある。
・基本同じ場所に2回照射できない。

**手術などで、局所や周囲リンパ節にがん細胞が残存すると再発する可能性が高くなる。**
**⇒局所や周囲リンパ節に放射線治療が再発予防に有効です。**
**⇒再発に対しても照射できるのであれば有効です。**

**遺伝子治療の追加で再発予防を強化**

放射線治療はがん細胞のDNAを壊して細胞破壊を促す。

遺伝子治療はDNAが壊れた細胞を除去する。
⇒遺伝子治療は放射線治療効果を高める
⇒遺伝子治療は照射範囲外のがん細胞にも有効である。

標準治療での放射線適応はかなり狭く、適応される方も限られてしまいます。

私たちは最適な治療を目指すために標準治療の範囲を超えた放射線治療を行うこともあります。

**再発してしまったら相談だけでもしてください。**

**きっとあなたの状態や状況にあったベストな治療が提案できると思います。**

**遺伝子治療・免疫治療・拡大適応した放射線治療**
**その他の有効がん治療**

●放射線照射で死滅しなかったストレスに強い細胞にも効果。
●局所治療でさらに放射線照射での死滅作用を強化。
●照射後少し時間がたってもがん細胞にDNAの障害が残っていれば有効。
●放射線の弱点である照射範囲外のがん転移にも有効。

このように遺伝子治療は標準治療の手術・化学療法・放射線治療、それぞれの弱点をカバーして、さらに相乗効果が期待できる、再発予防や再発に適した治療です。

**私は、がん三大療法の中でもっとも進歩が著しいのが放射線治療だと思っています。**もともと放射線治療は手術で取り切れないような場所でも、がん細胞を死滅させることができるということで大きな期待がかかりました。しかし、放射線を照射すると、がん細胞にはダメージを与えることができても、まわりの正常細胞にも悪影響を及ぼしました。がんは消えても強い副作用で苦しむこともあって、あまりいいイメージをもたれていません。

もっとがんのみに集中的に照射できれば、副作用は抑えられます。そんな方法はないかと研究が進みました。その結果、画像情報を見ながらの三次元、あるいは四次元照射が可能になってきました。

三次元というのは、多方面から放射線を照射して、がんだけに高レベルの放射線を集めるというものです。さらには四次元照射といって、肺がんや乳がんのように、呼吸によって位置が変わるがんに対しても放射線で狙い撃てるようになりました。こうした最新の方法によって、正常細胞への放射線の影響は少なくなり、副作用もあまり出なくなっています。

サイバーナイフ、ガンマナイフというのはお聞きになったことがあると思います。さらには、ＩＭＲＴ（強度変調放射線治療）、ＳＢＲＴ（体幹部定位放射線治療）など、がんを攻撃するような治療法もよく使用されるようになりました。

またより正確に照射するためにＩＧＲＴ（画像誘導放射線治療）といった誘導装置も使われています。

がん細胞をより強く死滅させる陽子線治療、重粒子線治療を受ける方も増えてきました。コータック治療と言って、放射線に対する感受性がとても強い薬剤をがんに注入することで、放射線の効果を高める方法もあります。これはとても有力な方法で、これからはもっと応用範囲が広がるのではと、私は期待しています。

こういった放射線治療を駆使すれば、かなりのがんに対処できるはずです。

しかし、残念ながら、保険診療の範囲だと、これだけ発展した放射線治療なのに、それを駆使することができません。とても制約がきついのです。たとえば、骨転移がある場合、放射線治療をうまく使えばがんを消すことも十分に可能です。しかし、保険診療では、疼痛緩和以上に踏み込んで治療することができないのが現状なのです。コータック治療も保険では認められていません。

また、自由診療で放射線治療を受けるとしても、自分のがんにはどの治療法が適切か、患者さんが判断するのは難しいですし、放射線治療をやっているクリニックを訪ねても、ある特定の治療法しかそこではできませんので、適切な治療が受けられるとは限りません。そこの放射線医の得意な治療法を受けて、それが合っていればいいのですが、適応しない場合もあります。

私どもの強みは、ネットワークの広さです。私は、放射線は専門ではありませんが、だからこそ臨床医として客観的に放射線治療の特性を見ることができます。

さらに、私が主にやっている遺伝子治療は放射線治療ととても相性がいいので、手を組んで治療ができる優秀な放射線医といいネットワークを組んで治療に当たっています。

「すぐにやってほしい」とか「普段はやらないかもしれないけれども、この患者さんにはこういう方法をやってほしい」と、無理を言うこともできます。

私は、患者さんを診療して、手術ができる人には手術をすすめます。手術ができない場合は、放射線で対処できないかと考えます。患者さんの状態を見て、この人にはどういう放射線治療が適切だろうかと、私は自分の知識と経験から判断して、さらに専門家に相談します。

私の選択が正しいときもあれば、それならこっちの方がいいのではと、専門家からアドバイスされて、方向転換をすることもあります。いずれにせよ、私のもっている放射線治療のネットワークから、もっともその患者さんに適した方法を見つけることができるようなシステムができ上がっています。

私のところへは、放射線治療に関する最新の情報が届きます。私の知識や技術、経験にプラスして、最新情報をもとにしたネットワークで、患者さんにもっとも適切な治療法を提案することができます。もともと治療を受けていた病院では、あなたのがんには放射線治療は適切ではありませんと言われた人が、私と放射線クリニックの先生との協議によって、「できる」という結論を出して、結果的に一命を取りとめたということも少なくありません。

とにかく、主治医に「ダメだ」「できない」と言われてもあきらめないでください。打つ手がないと言われたら、ぜひ相談にお越しください。遺伝子治療はやりたくないんだけどとおっしゃる患者さんでも、私は最高の放射線医をご紹介します。

ただ、遺伝子治療と放射線治療の併用ですが、これはとても有効なので、一考していただきたいと思います。と言うのは、放射線治療というのは、がん細胞の遺伝子に傷をつけて殺す方法です。そこで生き残っても、遺伝子に傷がついていますから、遺伝子治療によって、その細胞を消し去ることができます。転移や再発の予防に大いに役立ちます。

## ★標準治療と遺伝子治療、免疫療法の併用

**私がベストだと考えているのがこの複合療法です。**レベルの高い標準治療に最新の遺伝子治療、免疫療法を組み合わせてがんに立ち向かいます。

三種三様の治療法がそれぞれの長所を生かしながら補い合うことで治療レベルを高めることができます。

遺伝子治療はとてもすぐれた治療法です。しかし、再三言っているように、がんを一〇〇

％完治させる絶対の治療法ではありません。がん細胞をアポトーシスさせる作用や増殖を抑制する効果があっても、中には届きにくかったり、見逃してしまう細胞もあるでしょう。そんなときでも免疫療法を同時にやっておけば、免疫力が見逃したがん細胞を駆逐してくれます。

免疫細胞はがん抗原を認識しないといけないのですが、遺伝子治療によってがん細胞がアポトーシスすれば、それまでがん細胞が隠していたがん抗原が表に出てくることになります。そこで免疫細胞も働きやすくなるのです。

もちろん、標準治療でがん細胞を小さくしたり弱らせたりすることで、遺伝子治療や免疫療法の効果も高まります。

進行がんで手術はできたが、抗がん剤だけでは完治が難しいと思われる患者様でも、遺伝子治療や免疫療法を併用すればがんが消失したり、再発を防げたりします。

がん治療の現状を見ると、ほとんどの患者様が標準治療だけで治療を終えてしまいます。しかし、すべて手術で取れましたとか、術後の抗がん剤で大丈夫ですと言われた中で、多くの方が再発してしまい、また病院へ戻って厳しい診断を受けることになります。本当にもったいないことです。

せっかく手術後のつらい抗がん剤治療に耐えて、残存したがん細胞が一時期は最少数になり、一度はがんが体から消えかかったのに、短い期間で抗がん剤に耐性をもったがん細胞がまた増殖して大きくなり、難治性の再発をしたりするわけですから、精神的にも肉体的にも大きなダメージを受けます。

標準治療に加えて、遺伝子治療を中心に免疫療法などをするのは、根治に近づくための有効な手段であり、再発予防のための強力な武器になります。

がんはよほど運が良くなければ、再発してしまう病気だということをしっかりと認識して、再発予防を視野に入れた念には念の治療が大切です。

## 遺伝子検査で有効な抗がん剤を選ぶ

遺伝子検査の技術がとても進歩して、今ではかなり深いところまで、手軽に検査できるようになりました。当院でもがんに対する遺伝子検査はいくつかあります。

### 正常人に行うがんリスク検査（簡易型・精密型）

**がんの患者様が行うＣＴＣ（循環腫瘍細胞）検査**

などがあります。

ＣＴＣ検査も細胞数だけを見る簡易型の検査から、がんの原因遺伝子の検査や各種抗がん剤や各種サプリメントの適性を検査するものなどいろいろあります。

がんと闘うためには自分のがんの原因である遺伝子の部分を理解して、抗がん剤適性試験でもっとも有効な抗がん剤やサプリメント検査して治療をすることが必要です。

**ＣＴＣ遺伝子検査ではがんの原因遺伝子を解析して、そこに直接手を加えて治療するか、抗がん剤の適性試験を行って、もっとも有効な抗がん剤を選ぶことも可能です。**

再発予防にがんリスク検査を受けることもとても大切なことです。がんリスク検査では細胞レベルでの再発の危険性をチェックすることができるため、治療を継続する目安も立てやすくなります。

治療終了後も定期的にがんリスク検査を受け、異常があれば再発予防を行うことによって、再発の危険は限りなく少なくなります。

現在、再発がんの方にＣＴＣ検査（原因遺伝子検査＋抗がん剤適性試験）を行っていますが、この検査を行うことで、患者様の体への負担が軽減し、治療効果を高めていると感じています。

進行したがんとなると病院では打つ手が決まっています。標準治療のマニュアルがあるからです。ただマニュアルで決まっていてもアレルギーや強い副作用のために治療法が切り替わることが、多々あります。結局は副作用で苦しむだけでいい結果が出ない場合がよくあります。これも仕方がないのです。ただ抗がん剤で苦しむなら、最も有効な方法で抗がん剤と闘いたいものです。

CTC検査は、マニュアルで決められた治療ではなく、根拠をもって抗がん剤を選ぼうというものです。患者様としても、「あなたのがんはこういうがんだからこの抗がん剤が有効です」と言われるとやる気も出ます。希望も出ます。

がんは成長してある程度大きくなると、細胞の一部崩壊とともにがん細胞内のDNAを放出します。この状態になるとがん細胞は血液の中を循環するため、採血すると血液の中からがん細胞やそのDNAが検出されます。

**CTC検査はその遺伝子や細胞を分析して、原因遺伝子を見つけて、有効な抗がん剤の決定に役立てるのです。**

ＣＴＣ検査では次の遺伝子をチェックします。

●転移や血管新生に関連する遺伝子
転移・浸潤機能として　MMPs　KISS-1　R　Nm23
血管新生機能として　VEGFr　FGFr　PDGFr

●増殖伝達に関連する
信号伝達経路として　Ras/raf/MEK/Erk1-2　mTOR
増殖因子受容体として　EGFr　TGF-β1/2　c-erb-B2

●ホルモン感受性に関係する
ホルモン受容体として　エストロゲン　プロゲステロン　NC3R4-AorB など

●増殖信号の遮断に関係する
がん抑制遺伝子として　ＰＴＥＮ遺伝子

●不死・細胞周期速度に関連する
がん抑制遺伝子として　ｐ27遺伝子　ｐ16遺伝子　ｐ53遺伝子

これらの遺伝子の異常を調べて、異常があれば、たとえば一番目のMMPsだとすると、

「増殖因子が多く作られて転移や浸潤が盛んです」とわかるし、二番目のVEGFrに異常があれば「血管の新生が盛んに行われています」ということがわかります。三番目なら「増殖シグナルが加速しています」、四番目なら「増殖に関する受容体が過剰反応していま す」、不死・細胞周期速度に関する遺伝子が異常なら「自滅がしにくい状態です」と見ることができます。ホルモンは前立腺がん、乳がんとかかわりが深くなります。

ある大腸がんの患者様は、ｍＴＯＲ、ＰＴＥＮとｐ16、ｐ53に顕著な異常がありました。この結果を見ると、のんびりと構えていられないということがわかります。増殖信号が非常に加速しています。さらに増殖をストップさせるＰＴＥＮ、アポトーシスを誘導するｐ53、ｐ16などのがん抑制遺伝子も機能が低下しています。

このまま放置しておくと、がんはまたたく間に増殖して手に負えなくなってしまいます。とにかく、悠長なことは言っていられません。増殖をストップさせ自滅に誘導することが、この患者様の場合は最優先されるべきことです。

そのためには、それにふさわしい抗がん剤とがん抑制遺伝子を使います。ひょっとしたら副作用がきついかもしれません。しかし、患者様にも、こういう状況だから、今、これがどうしても必要だときちんと理由を話せば、「よし」とファイトもわいてくるはずです。医者も、自信をもって抗がん剤を進めることができます。勘だけだとそこまでは言えません。しっかりしたデータがあるからこそ言えるのです。

## 細胞障害性抗がん剤と分子標的治療薬の特性

抗がん剤のお話をします。抗がん剤とひと口に言いますが、たくさんの種類があります。どこにできたがんなのか、どんな種類のがんなのか、がんによって使える抗がん剤は違います。何種類かを組み合わせて使うこともあります。抗がん剤治療の専門家は深い知識と経験で抗がん剤のマニュアルを作り、それを基本に使います。この部位のがんはこんな順番で抗がん剤を使っていくなど。

**最近では特定の遺伝子を検査してその結果で抗がん剤が使用されるようになりつつあります。また抗がん剤の使用において、なるべく少ない副作用でできるだけ高い効果を出す治療が検討されるようになってきました。**

抗がん剤は大きく「**細胞障害性抗がん剤**」と「**分子標的治療薬**」に分けることができます。

**「細胞障害性抗がん剤」は従来の抗がん剤で、細胞分裂を阻害することで、がん細胞を傷つけて死滅させることを目的とします。**使用する量としては正常細胞にはなるべく障害を与えないで、がん細胞には障害を与えて死滅させます。

このぎりぎりの境界線で治療するので、当然正常な細胞も障害を受ける可能性が高く副作用が強く出るのです。またはがん細胞を死滅まで持ち込めない場合もあります。

一九五〇年ごろから現在中心になっている抗がん剤が登場しました。一〇〇種類以上が使われています。

いっぽう「分子標的治療薬」は二〇〇〇年ごろから登場し、年々種類が増えています。**分子標的治療薬の作用点は主に増殖のいろいろなポイントを標的としており、全身の正常細胞に広く作用しないので、副作用は全く違う形になり細胞傷害型のような強い副作用は比較的少なくなります。**

分子標的治療薬の多くは細胞増殖の各ポイント（細胞増殖・血管新生・増殖シグナル・

増殖受容体）に作用します。

私は、細胞障害性抗がん剤は二つに分けられると考えています。ひとつが直接型です。直接型というのは、ＤＮＡの二重らせん構造に直接作用してＤＮＡの複製を阻害するというものです。ＤＮＡを傷つけてがん細胞の分裂を阻止して自滅させてしまおうという働きがあります。アルキル化剤とかプラチナ製剤と呼ばれる薬が使われます。

もっとも歴史が古いのがアルキル化剤です。体内に入ると活性化し、アルキル基と呼ばれる部分が細胞内のＤＮＡと反応します。ＤＮＡを破壊してがん細胞はＤＮＡを複製できなくなったり、分裂した細胞に誤った遺伝情報を伝えて、がん細胞の数を減らすことができます。

代表的なアルキル化剤はナイトロジェン・マスタードで悪性リンパ腫（ホジキン）によく使われます。シクロホスファミドもよく使われるアルキル化剤で悪性リンパ腫や白血病をはじめ、さまざまながんに対して効果があります。

プラチナ製剤は、プラチナの電極を使って細菌を培養しているときに、細胞の増加が抑えられたことから、プラチナががん細胞の分裂を抑えるということで開発された薬剤です。

ＤＮＡと結合して複製を妨げることによってがん細胞を分裂できなくします。強力な抗がん剤で、これまでは治癒が難しかったがんにも効果が出ることもあります。シスプラチンとかカルボプラチンとかネダプラチン、オキサルプラチンといった抗がん剤の名前をお聞きになったことのある方もいるかと思います。プラチナ製剤の作用は強く、がん細胞の自滅効果が高いので、多くのレジメン（治療計画）にプラチナ製剤が使われています。

間接型の抗がん剤には代謝拮抗剤があります。がん細胞はさまざまな栄養を取り込んで分裂を繰り返しますが、その中でももっとも重要なのがＤＮＡの材料です。これがなければ増殖ができません。

代謝拮抗剤は、ＤＮＡの材料分子に似た偽の栄養です。がん細胞はこれをＤＮＡの材料だと思って細胞内に取り込みます。しかし、実際にはその物質ではＤＮＡが作れないのでがん細胞は分裂ができずに死滅してしまいます。

胃がんや大腸がんなどの消化器系のがんに昔からよく使われている5フルオロウラシン（５ＦＵ）などがあります。他にも植物アルカロイド、抗がん剤性抗生物質、生物学的治療薬などがあります。

もうひとつの分子標的治療薬は、主として増殖を促すがん細胞がもっている特殊なタンパク質を標的として働く薬です。そのタンパク質を出しているがん細胞だけを狙って作用します。ですから、正常細胞には悪影響を与えにくく、副作用も少ないことが期待されています。分子標的治療薬には、血管新生を止めるアバスチン、信号伝達系に作用するアフィニトール、受容体に作用するイレッサなどがあります。分子標的治療薬は近年すごく開発されて日々効果の高い治療薬が作られています。

一番よく使われて効果を出しているのが、細胞障害性の抗がん剤です。分裂速度が速くてどんどんと増えていく種類のがんは未分化度が高く、核の合成も速く粗造なので、ＤＮＡ損傷を受けやすいのです。だとわかれば、直接ＤＮＡを壊してしまう細胞障害性直接型の抗がん剤が有効に働きやすいのです。

がんは正常組織と違い粗造な新生血管を作りますが、リンパ管などの排泄器官が弱く、抗がん剤は長くがん組織内にとどまります。がん組織の弱点は未分化で核が弱いことと、排泄機能が弱いことです。

## 抗がん剤も遺伝子治療もがん細胞の無限増殖と不死にアプローチ

私は、**CTC原因遺伝子検査**の結果にとても興味をもちました。と言うのも、もちろん遺伝子検査によって抗がん剤を選ぶということにも関心はありますが、それ以上に私どもが行っている遺伝子治療の効果の裏付けをもらったような気がしたからです。

もう一度、CTC検査が何を調べているのかを考えてください。

まずは、転移や浸潤因子、血管新生、さらに増殖信号や受容体、そして不死をチェックします。これを解決すればがんは治せるはずです。抗がん剤で何とかしようとしているわけですが、抗がん剤にも耐性や境界を狙う適量などの限界があって、これを完全にクリアすることはできないのが現状です。完全なクリアはできないものの、分子標的薬は増殖の抑制を、細胞傷害性抗がん剤はがん細胞の壊死を対象に投与されます。

では、遺伝子治療はどうでしょうか。

治療タンパクとして使っているのは、ＰＴＥＮ遺伝子、ＣＤＣ６抑制ＲＮＡ、ＥＺＨ２抑制ＲＮＡ、ｐ53遺伝子、ｐ16遺伝子です。前の三つの治療タンパクは転移や増殖・血管新生・発現のリスクを低下させることができます。あとの二つの治療タンパクはＤＮＡが異常ながん細胞を細胞死（アポトーシス）へと導きます。

**つまり、抗がん剤治療も遺伝子治療も同じ目標を狙ってがんにアプローチしています。しかし、アプローチの仕方が違います。だからこそ、抗がん剤治療と遺伝子治療を組み合わせると相乗作用が出ます。**

がん細胞の特徴は無限増殖と不死でした。抗がん剤と遺伝子治療は、別の角度からこのがん細胞の特徴に迫るわけで、抗がん剤が見落としたものを遺伝子治療が叩いたり、抗がん剤が耐性のがん細胞に直接作用したり、遺伝子治療と抗がん剤は助け合いながら治療効率を高めていけるのです。

そこに免疫療法が加わるとどうなるか。がん細胞包囲網はより狭くなります。がん細胞は免疫からの攻撃を避けるために、自分ががん細胞である目印を隠しています。

免疫力は、目印をチェックしながら敵と味方を見分けているので、目印を隠されると攻撃ができません。

しかし、抗がん剤や遺伝子治療を併用すれば、がん細胞は破壊されアポトーシスしますので、隠していたがん抗原が表に出ることになります。それを免役機能が認識して、これが敵だということがわかれば、強い力でがん細胞に攻撃を仕掛けることができます。

**イメージとしては、抗がん剤で外部から攻撃し、遺伝子治療で内部崩壊をさせ、さらにそこから逃げ出したがん細胞は免疫力で叩くという感じでしょうか。**

放射線治療も、照射でＤＮＡに傷をつけて、抗がん剤と同じようにがん細胞の分裂を阻止して破壊していきます。ＤＮＡに傷があるならｐ53遺伝子などの出番です。放射線治療と遺伝子治療が相乗効果を示すのもこのような機序からです。

また放射線照射は直接的にがん細胞を破壊すると同時に、がん抗原を露出させて免疫力を働きやすくすることができるのです。

## 抗がん剤のマイナス面をカバーする遺伝子治療

抗がん剤は殺傷能力が強いものから弱いものまであります。もちろん弱い抗がん剤は効きにくいし、強い抗がん剤はがん細胞の死滅率が高くなります。

強い抗がん剤や有効的な抗がん剤は、強力な殺傷能力がありますから、うまくいけばがんを短期間に縮小させることもできます。この切れ味は、がん治療では不可欠なものです。

ただ有効的な強い抗がん剤を大量に使えない理由としては、正常細胞を破壊しないで、がん細胞を破壊させる、ぎりぎりの境界線で治療しているからです。

未分化度が高く、すごい勢いでがんが分裂して増殖しているとわかったら、その勢いを早く強く抑えないといけませんから、少し殺傷能力の強い抗がん剤を選択して投与します。

あるいはがんが大きくて手術ができない場合には、まずは抗がん剤でがんを小さくしてから手術で切除するという使い方もあります。

しかし、いいことばかりではなく、マイナス面もあります。

そのひとつが副作用です。殺傷の能力が強い分だけ正常細胞にも損傷が及び、脱毛、嘔吐、吐き気、食欲不振、貧血、下痢、便秘、口内炎、免疫力の低下など、つらい症状が出ることがよくあります。

多くの抗がん剤は、がん細胞の細胞分裂のときのＤＮＡに作用します。がん細胞はどんどんと分裂して大きくなっていくので抗がん剤の影響を受けやすいのです。

ところが、正常細胞の中にも分裂の盛んな細胞があります。口腔粘膜、消化管粘膜、骨髄、毛根などです。そこに抗がん剤の影響が出て副作用は起こってきます。

今は、副作用を抑える薬も出てきましたが、それでも多くの患者様が抗がん剤治療ではさまざまなつらい症状に悩まされているのが現状です。抗がん剤治療を受けるには体力が必要です。高齢者や虚弱な方は副作用に耐えられない場合もあります。抗がん剤を使用してもがんは完全に消えないことを知って、抗がん剤治療をあきらめる方も大勢います。

そんなときに遺伝子治療を併用するとどうでしょうか。抗がん剤と遺伝子治療は同じような作用があります。補い合える関係にあります。

ですから、体力のない方に関しては、抗がん剤を減らすことで副作用を少なくできます。

しかし、その分、がん細胞に対する効果が小さくなりますから、そこを遺伝子治療で補うのです。そうすれば、一定の抗がん剤の恩恵を受けながら、同時に遺伝子治療の効果も加わり、抗がん剤を減らした分だけ副作用も少なくなります。

全体的に見たら、効果は高く副作用は少ないという理想的な治療になるのです。ここに免疫療法が加われればさらに効果が高まるのは言うまでもありません。

もうひとつの抗がん剤のやっかいなマイナス点が、何度もお話ししてきましたが、薬剤耐性です。がん細胞とひと言で言っても、一つひとつがさまざまな特性をもっています。人間と同じで、顔も違えば性格も異なっています。ストレスに強い人もいればすぐにへこたれてしまう人もいます。ストレスに強いがん細胞もあれば弱いがん細胞もあります。

抗がん剤を投与したとき、ストレスに弱いがん細胞には効果がすぐに出ますが、ストレスに強いがん細胞はダメージが残っても破壊されず生き残ります。生き残った細胞が分裂をして、より強力ながんとなります。

あるいは、前に述べたようにがん幹細胞と言って、がん細胞を生み出す細胞があります。

この細胞は簡単にやられてしまわないように、とてもストレスに強いので、抗がん剤ではなかなか叩くことができません。

ですから、ほとんどのがん細胞を死滅させたとしても幹細胞が残ればまた新たにがん細胞が生まれてきます。ストレスに強いがん細胞がもともともっている抗がん剤に対する耐性を「自然耐性」と言います。

さらに、抗がん剤治療を続けるうちに、薬剤耐性遺伝子が働いて抗がん剤に耐性をもつがん細胞も出現します。

がん細胞も、黙って抗がん剤の攻撃を受け続けているわけではありません。生きるために、細胞内に入ってきた抗がん剤を排出したり、抗がん剤が効かないように防備を固めていきます。

ですから、何種類もの抗がん剤を打つことで、耐性に対抗しようとするのですが、がん細胞も最初は負けていても、次第に耐性を身に付けて盛り返してきます。耐性を得て生き残ったがん細胞は、やがて増殖し再発がんとなります。

抗がん剤の攻撃を受けながらも生き抜いたがん細胞は強力です。その強い細胞が分裂して大きくなったがんですから、一筋縄ではいきません。まず、抗がん剤は効かないがん細胞になっていると考えた方がいいでしょう。がんの再発がやっかいだと言われるのは、がん細胞が強くなっているからです。このあとからの耐性を「獲得耐性」と言います。

がん細胞が耐性をもって、より強くなるというのは抗がん剤治療の宿命のようなものです。だったらもっと強い抗がん剤を使えばいいではないかと思われるかもしれませんが、そうすると、副作用がきつくなり致死量に近づきますし、いくら強い抗がん剤を投与しても、それに耐えるがん細胞は必ずいます。

これを続けると、まずは患者様の方がギブアップすることになります。抗がん剤だけの治療だと、そういうたちごっことなってしまいます。

そこに遺伝子治療が加われば、抗がん剤に対する耐性をもったがん細胞でも遺伝子治療は通常通り直接作用するので効果があります。遺伝子治療は直接がん細胞に侵入するので、がん細胞が耐性をもつということはありませんから、がん細胞がより強くなるということもありません。

抗がん剤が効くがん細胞に関しては抗がん剤で叩けばいいでしょう。抗がん剤の攻撃で残ってしまった耐性がん細胞には遺伝子治療が対処する。そんなふうにして二方向から、がん細胞に対抗できるのです。ここに免疫療法が加われば、さらに強力な治療法となるのは言うまでもありません。

## がんの早期発見、再発予防にがんリスク遺伝子検査を

遺伝子検査についても少しお話ししておきます。**遺伝子検査は、血液を採取するだけでがんの存在やリスクがわかるというすぐれた検査です。**がんに対しては早期発見、早期治療が重要だとずっと言われてきました。毎年、きちんと検診を受けている方も多いかと思います。とても大切なことです。

がんの検査は、一般的には、最初にエックス線検査や超音波検査を中心とした画像検査と血液検査が行われます。そこでがんの影が見つかったり、腫瘍マーカー（がんが分泌する特定物質）が高いといったことがあれば、がんの可能性が高いということで、より詳しい検査が行われます。

ただし画像でわかったり、腫瘍マーカーが高くて見つかる場合はある程度進行したがん

が多いのです。初期で見つかるがんは胃がんや乳がんなどが多く、内視鏡や触診で見つかります。がんが疑われると精密検査としてCT検査（コンピュータを使用した画像検査）やMRI検査（電磁波と磁気などを利用し、体の断面を撮影する検査）を行います。

最近では、がん細胞の多くが糖を使って分裂するという特徴を生かしたPETやPET-CTという検査装置が使われるようになり、小さながんや転移も見つけやすくなりました。

しかし、それでも見つけられるがんの大きさは五㎜～一〇㎜です。この状態で見つかれば早期の場合も多いので、治療もしやすくなりますが、それでもがん細胞の数にすれば五㎜で一億個です。

三㎜近くになると転移の可能性も出てきます。小さな初期がんでも転移の可能性はゼロではなく、小さく転移したがんが大きくなって再発ということになります。

再発すると初期がんでも進行がんでも差別なく、治療は難しくなります。進行がんを手術で取り除き、「治りました」と言われた人でも五〇％近くの患者様が再発で病院に戻ってきます。

**もっと小さな段階でがんを見つけられたら治療は簡単になるし、再発も防げるのではないか、そんな期待のもとで始まったのが、がんリスク遺伝子検査です。**がんリスク遺伝子検査だと三㎜くらいの大きさでも反応することがあります。検査結果が高くてもがんがあるとは限りませんが、検査結果が高い場合は、精査する必要があります。

精査でがんが見つからなくてもＤＮＡ検査から、がんになりやすいリスクが高い体なので、そのリスクを下げるために副作用がほとんどない、遺伝子治療か免疫療法を行うのもリスク回避になります。

実際リスクが高い人に遺伝子治療を行うと、各種遺伝子の状態は安定してきます。将来、がんとして体に悪影響を与える可能性のあるものを見つけるのも、がんリスク遺伝子検査の役割です。

がんリスク遺伝子検査は、

1. 少量の血液から遊離したＤＮＡの濃度を測り、基準値以上だとがんリスクは高いと診断します（がんになると多くの遊離ＤＮＡを放出する）。
2. 遺伝子の突然変異やメチル化の解析を行い、がんに関連する遺伝子の変形を測定します。

3. 詳細な遺伝子解析として、がんが存在すると検出頻度が多い遺伝子群や検出頻度が低い遺伝子群を解析します。

それに加えて、各種腫瘍マーカーの測定などを行い、いろいろな検査数値を総合的に見てがんの可能性やリスクを診断します。**遺伝子検査は、あくまでもがんのリスクを測定するものであり、がんが存在している証明ではありません。**

がんの遺伝子検査は、不安をあおるものだという批判がよくあります。それは検査でリスクが高いとわかったとき、対処の方法が指導されないからです。リスクが高い段階で手術や抗がん剤、放射線という選択はまずありません。

それよりも、がんリスク検査でリスクが高いとわかった時点で、精密検査をして何もなければ、生活習慣を見直すことから始めた方がいいでしょう。

タバコを吸っている人なら禁煙する。毎日お酒を飲んでいる人なら量を減らすとか、たまには飲まない日を作る。肉食が多ければ野菜中心の食事にする。間食ばかりしている人はお菓子をやめてみる。運動不足なら適度な運動をする。睡眠不足ならもう少し寝る時間を増やす。早寝早起きを心掛ける。ストレスの多い毎日だったら少し仕事を抑える。サプリメントを飲んでみる。

それだけでもがんの予防になり、多くはリスク数値が改善してきます。

**それでも心配な方は遺伝子治療を受けることをおすすめします。遺伝子治療は、がん細胞や異形細胞の中に入り込んで、遺伝子の異常を修復したり、修復できない場合はアポトーシスに誘導しますから、がんが細胞レベルのうちに撃退するにはもってこいです。**

またがんリスク検査の使い道としては、がんの発現予防の遺伝子治療が効いているかどうかのチェックもできます。遺伝子治療の前と後でがんリスク検査をすれば、結果もよくなっているはずです。

また、がん治療中のチェックにも使えます。手術後から定期的にリスク検査を受け、その数値を比較していきます。再発が始まればいち早くリスク検査に反映されてきます。再発というのは本当にやっかいなので、先手先手で予防をする必要があります。そのときに打つ手は、遺伝子治療がいちばんいいのでは、と私は思います。

## 遺伝子治療の流れ

ここで、遺伝子治療の流れをご紹介します。

### (1) 初診・医療相談（インフォームドコンセント）

まずは治療内容について詳しく説明します。患者様の症状や現状をもとに、画像も利用しながら今の病態をていねいにお話しします。

その後、遺伝子治療についてわかりやすく説明し、よく理解していただいた上で、今後の治療方法について提案します。

だいたい二時間ぐらい親身になって病状や遺伝子治療などの説明をします。大半の患者様は　わかりやすく懇切丁寧に教えてもらえたと喜んでいただけます。

また、初診時から遺伝子治療専門のコーディネーターが患者様をサポートします。わかりにくいことや、直接医師に聞きにくいことがあれば、気軽に質問をしてください。

コーディネーターは、患者様の心強い味方です。

## (2) 治療実施を承諾したら同意書にサイン

事前説明を受けて治療に同意していただけた場合は次のステップに進みます。

重要なのは、現時点では遺伝子治療で使う治療タンパクは、アメリカのローフェン博士から直接購入しているため、厚生労働省の承認は受けていないことの告知です。

これを承知していただいた上で、治療実施に同意された方は、同意書にサインをしていただきます。

## (3)「患者会」への登録

遺伝子治療は、日本ではまだ治療例が多くないので、安全に使用するために副作用や治療効果を集計して分析する患者会への登録が必要になります。

患者様が安心して遺伝子治療を受けられるように、治療のデータ（体温の変化、血圧変化、その他の副作用など）を集計しています。

また、治療後には効果を判定し、症例の検討会も行っています。患者様に安定した治療と安心を提供するために、認定医療機関制度を採用しています。

## (4) 治療開始

患者様の症状や治療環境にあった具体的な治療計画を立て、治療前の検査（血液検査など）を行います。治療は、基本的には点滴投与が中心です。治療法に個人差はありますが、約二～三カ月で計六回の投与を行い、これを一クールとします。

使用する治療タンパクの量や配合は患者様ひとりひとりと相談しながら、状況に合わせた治療を行います。増殖状態や不死状態、使用抗がん剤や転移形式や程度などを考えて治療設定します。

## (5) 効果の測定

一クール（六回の治療）終了後に、腫瘍の縮小率や腫瘍マーカーの低下などで効果を判定します。また治療するごとに腫瘍マーカーや一般採血を行うので現状を毎回説明したり、迅速のデータを連絡したりしています。

## (6) 治療実績

完全寛解CR（腫瘍がほぼ消失）――一〇％
部分寛解PR（腫瘍の縮小率三〇％以上）――三〇％
不変（腫瘍の縮小率三〇％未満から増大率二〇％未満）――五〇％
進行（腫瘍の増大率二〇％以上）――一〇％

腫瘍が小さくなったのが四〇％、がんは時間と共に大きくなるのが当たり前ですから、不変の場合も効果があったと考えられます。不変が続けばがんは成長していないので患者様は同じ状態で生活ができるわけです。それまで効果として入れれば九〇％に効果があると言えます。なかなかこれだけの結果が出る治療法はないと思います。同様に腫瘍マーカーで見てみても、約七五％の患者様の腫瘍マーカーが低下します。

それも、ほとんどの患者様がかなり進行していたり、難治性の再発だったりします。標準治療だけでは治らない方々です。そういう患者様にこれだけの効果が出ているわけです。さらにガンキリン抑制ＲＮＡが加わって、さらに効果は高まります。私は、遺伝子治療には限りない可能性があると感じています。

## (7) 副作用について

遺伝子治療の副作用としては、治療タンパクを入れますので、アレルギー反応が出る患者様が、ごくわずかいるということくらいです。それも〇・五％以下という低い確率です。また治療前により、安全に治療できるようにアレルギーテストも実施します。

その他、遺伝子治療では治療前に解熱剤や少量のステロイド剤を使い、急性反応も防げますので、ときどき見かける免疫療法の高熱放置などはありません。

遺伝子治療では副作用がほとんどない「ながら治療」と考えてもらっても支障ありません。

# 第六章

# がんの治療を受けるときの10の心得

## ①最初にしっかりした戦略を立てる

がんと診断されたら、大抵の人は頭が混乱してしまうでしょう。何しろ、がんと言えばすぐに死を連想してしまいます。実際、がんは長年死因の第一位に君臨している病気です。しかし、それほどの大敵だからこそ、慌ててしまってはいけません。パニックになって行き当たりばったりの行動をとってしまっては、負け戦に突っ走るようなものです。

大抵の病院では、標準治療という枠の中で治療を組み立てます。まず、手術ができれば手術をする。そして、抗がん剤や放射線で術後の対策をするわけです。

早期のがんであれば、それで解決する場合もあります。しかし、それでも再発で病院へ戻って来る人が五〇%近くいるという現実があります。

再発すれば、治療の手立てはとても狭くなってしまいます。また、進行していて、すでに転移しているがんだと、標準治療をいくら使っても治癒にもっていくのはかなり厳しいと言えます。

こちらには、手術適応がなく標準治療として抗がん剤治療しか打つ手がなくなったような方が訪ねて来られます。逆転満塁ホームランを狙って、遺伝子治療に一縷の望みをかけるのです。そのような患者様に対しては、努力して治療をしてさしあげたいので、遺伝子治療や難しい放射線治療など使える武器は何でも駆使して、がんを多方面から攻撃します。

このように標準治療に、その他の有効な追加治療をすると、がんが消失したり、縮小したり、進行が止まり現状維持できるという患者様がたくさんおります。それでも、がんは進行すればするほど治療がしにくいのは間違いのないことです。

前章で、私は標準治療と遺伝子治療（免疫療法）の複合療法のお話をしました。それぞれの特徴を生かして、相乗作用が出るように治療法を組み立てることが重要ながん治療のポイントです。

これは、最良最強の治療法ではないかと自負しています。がん治療というものは同じように決められたパターンの標準治療だけでは難治で、治療において多くの武器で最良の治療を考え努力した治療をすることが大切なのです。

できれば、がんと診断された時点で、標準治療だけということではなくて、私がお話しした複合療法を視野に入れた治療計画を作って、それに基づいて治療をすることで、効果を確実に高めることが治癒への道には必要です。

早期のがんであれば深達度が浅いため、転移の確率が少ないので、手術だけで術後に抗がん剤などは使用しない場合がほとんどです。

ところが早期がんでも再発することが時々あります。手術後に抗がん剤を使わないのは、たぶん転移はないだろうということと、抗がん剤には副作用があるから、の天秤で抗がん剤を使わない選択となります。

標準治療の中でがんに有効で副作用がない抗がん剤があるのなら、ほぼ全員に抗がん剤を使うことになるでしょう。なぜなら使わないで再発したらクレームになるからです。副作用のない抗がん剤がない現在、早期がんの再発を心配する人は、自己防衛として手術後に遺伝子治療をすれば、確実に再発の危険性は低くなります。

進行したがんであれば、標準治療として手術が可能かどうか、抗がん剤は何が効果的か、放射線治療ができるか、などはもちろん、遺伝子治療や免疫療法を併用する前提で考えていけば、治療効果も高まり、患者様への精神的負担や再発の可能性はかなり軽くなります。

抗がん剤のところでお話ししましたが、これしか治療法がないということでとことんまで抗がん剤を打つと、患者様は副作用で苦しむことになります。体力を消耗してしまいます。精神的にも大きなダメージを受けます。

**もし複合療法でやるということになれば、患者様の体力に合わせて抗がん剤の量を減らしても、遺伝子治療や免疫療法で十分以上にカバーができます。少ない副作用でより高い効果が期待できるのです。**

がんと診断されて慌てるなというのは無理な話ですが、そこでひと息入れて考えてください。がんは、すぐに治療しないと手遅れになるような病気ではありません。少しは考える余裕があります。標準治療は基本ですが、決してそれだけが治療法ではありません。視野を広げて治療法を選び、全体を見渡した上で納得のいく治療計画を作ることが大切です。

自分の命に対する治療計画ですから、押し付けられることなく、納得した治療計画が一番必要です。プロの棋士は、一手ごとに一〇手ほど先まで読みながら、今、どの駒を動かせばいいかということを決めるそうです。

**がん治療でも、先を読みながら今の治療を考えることで勝利が見えてくるのです。**

本書を読んでくださっている方の中には、すでに標準治療を受けて、それでも良くならないので何かほかに治療はないかということで、この遺伝子治療にたどりついた方も少なくないでしょう。

そういう状態であっても、今の病状をしっかりと把握して、これからどう治療をしていけばいいか、一〇手先くらいまでは考えてみる必要があります。

中には、いいと言われる治療法を手当り次第にやる患者様もいます。本屋さんに行けば、インターネットで調べれば、まわりの人に聞けば、「〇〇でがんが治った!」という類の話はたくさんあります。それを片っ端から信じてへたな鉄砲も数撃ちゃ当たるという気持ちで試してみても、たぶん、いい結果が出た人はほとんどいないのではないでしょうか。それどころか無駄なお金を費やして、時間が経過して、がんはもっと悪い状況になってしまう。有効な治療を早くに見つけないともう後がありません。

私は、遺伝子治療はすばらしいと思っているからこそ、採用しているのですが、これだけですべてのがんに対処できるとは思っていません。遺伝子治療という、とてもすぐれた治療法を、いかに上手に使うかを念頭に置いて治療に当たっています。

**患者様によって、遺伝子治療タンパクの配合を調整し、抗がん剤と一緒に使うといいとか、放射線治療ができるかもしれないとか、免疫療法をどういうタイミングで使うかとか、それぞれ個々に合わせた組み合わせ方を考え、最良の治療を目標とします。**いろいろな治療は単発として使うのではなく、戦略として使ってこそ、それぞれの治療法の長所が生かせるのです。

がんという病気は決して簡単な相手ではありません。一つのサプリメントを飲んだら消えてしまうというようなものではないということをしっかりと認識してください。そして、信頼できる治療法を上手に組み立てて立ち向かわないといけません。

標準治療と遺伝子治療。このコラボレーションを柱にして考えていくと、必ずや道は見えてきます。少しでも早めに、しっかりした戦略を作ってがんに立ち向かってください。

## ②医者に任せるのではなく自分で納得して治療を受ける

最近の患者様はとても勉強されています。本を読んだり、ネットで調べたり、講演会に出かけたりしてたくさんの情報をお持ちです。

以前は、「お任せします」という患者様がほとんどでした。医療には専門的な知識が必要ですから、専門家である医者に任せておくのが一番だと考えられていました。

医者は専門家ですが、標準治療以外のことを詳しく知っているわけではありません。今は、専門分野が細分化されていて、自分の専門である組織や臓器などの限られた部位の手術や抗がん剤については詳しくても、その他の治療（放射線治療を含む）に関してはあまり知識がないという人もいます。

基本的なことはわかったとしても、より広い治療となると答えられないものです。まして遺伝子治療となると、最新の治療法であり大学の医学部でも本格的に勉強することはありません。試しに、今お世話になっている主治医や知り合いの医者に、遺伝子治療について聞いてみるといいでしょう。

否定する人は多くても、すらすらとお答えになる方は少ないと思います。それは仕方のないことです。医学の世界は日進月歩です。自分たちの専門分野（手術や抗がん剤）のことを勉強するので精いっぱいだという医者がほとんどです。

遺伝子治療に賛同してくれる医者もいますが、自由診療だから経験がないからわからないので反対という医者もいます。

当方にも書籍や雑誌で遺伝子治療のことを知って訪ねて来られる方がたくさんいます。

私は、一～二時間かけて、患者様が自分で考えて判断できるように、患者様の病態を丁寧に説明して、遺伝子治療のことをわかりやすく説明し、受けるべき複合療法などをていねいに説明することにしています。

自分の病態や治療方針もわからずに主治医に「お任せします」では、治ればいいのですが、うまくいかなく再発したときには悔いが残ります。また期待通りに結果が出なかったとき、このままではどんどん進行して死んでしまうと途方に暮れてしまいます。

再発を止められなかった標準治療が、難治性の再発を止められるのでしょうか。

患者様も、自分が受ける治療に関しては詳しく知りたいと思っているはずです。しかし、なかなか聞けないでいるのが現状のようです。

当方へお越しになる多くの方が、「こんなにもていねいに説明されたことがなかった」と感動してくださいます。自分の命がかかっていることですから、医者に遠慮せずに疑問をぶつけるべきだと思います。

もし、それで怒り出すような医者だったら、違う医者を探した方がいいのではないでしょうか。患者様本人が治療法を理解し、納得して治療を受けないことには、治療への取り組み方が違ってきます。それが結果に影響を与えることもあります。

特に、遺伝子治療や免疫療法という、まだまだ特殊な領域の治療法については、自分で納得するという姿勢が大切です。標準治療であっても、わからないことはしっかりと聞いて納得して受けるようにしてください。

**がん治療は再発させてはいけません。再発をさせないように、再発してしまった方は進行させないように、がん細胞数が一番少ないときに多方向からの有効な治療をすることががん治療の基本です。**

## ③自分の命を第一に考える

こちらへお越しになる患者様の多くが、ずっとお世話になっている主治医の先生との関係のことを気にされます。だいたい、主治医には黙って来院されている方がほとんどですから。

ある患者様は、抗がん剤治療を受けていて全然良くならないので、私のところへ相談に来られました。遺伝子治療をやったところ、がんは劇的に縮小していきました。もちろん、主治医には内緒です。抗がん剤治療も受けています。

久しぶりに主治医を訪ねたら、その先生はがんが小さくなっているのでびっくりしました。そして学会で報告すると大張り切りだったそうです。

患者様は、遺伝子治療を加えて良くなったことを、あえて主治医に報告しませんでした。**遺伝子治療のことを主治医に報告した方がいいのか。私はどちらでもいいと思います。がんに対する最良の複合治療が続けられることが一番で、主治医との関係にあえて波を立てる必要はないと思います。いずれにしても患者様のストレスにならないようにすることが一番大切です。**

がん治療の現実として、標準治療だけしか認めない医者が多いのは事実です。そういう教育しかされていませんので、これは仕方のないことです。

私は遺伝子治療を行う前は、外科の臨床医をしていました。標準治療だけでがんが治せるなら、わざわざ遺伝子治療などやることはありませんでした。しかし、手術をして再発の予防に抗がん剤を使っても、がんは再発する。再発したらどんな抗がん剤を使っても治らないで進行して死を招く。このような患者様ばかりで、奇跡（治ること）はほとんどありませんでした。
もっと何かあるはずだと、さんざん模索をしました。その結果、遺伝子治療に行き当たったのです。この治療法をうまく使えば何とかなるかもしれない。患者様ばかりではなく、私にとっても、遺伝子治療は大きな希望です。

遺伝子治療を受けたいと思ったとき、患者様は主治医に相談することがあります。それは大事なことではありますが、標準治療がすべてだと思っている医者は、遺伝子治療のことは知りませんし、知らない治療を肯定することはまずありません。中には、「そんな治療をやるならほかの病院へ行ってください」と冷たいことを言う医者もいます。

患者様としては主治医に見放されるのは不安です。いろいろと悩み迷いながらも、遺伝子治療をあきらめる患者様もいるようです。

私は、「いったいだれの命なのか」ということを考えていただきたいとよく言っています。考えるまでもありません。患者様ご自身の命です。自分の命をどうするのか、それをしっかりと考えてから決断していただきたいのです。

自分の命であることを踏まえた上で、主治医の意見に従うというのなら、それは立派な決断です。しかし、遠慮とか不安から、自分がやりたい治療をあきらめてしまうのはいかがなものでしょうか。

そういう中途半端な気持ちで治療に臨むと、うまくいかなくなったときに必ず悔いが残ります。あのとき、思い切ってやれば良かったと思っても後の祭りです。それでは寂し過ぎます。自分で納得して、これで悔いは残さないというくらいの気持ちで治療に臨むことが大切です。

私は、患者様から質問されたり、意見を言っていただくのが大好きです。患者様の正直な意見に、はっと思うことがたくさんあります。本を読んだり学会に出るよりもはるかに勉強になることがよくあります。

しかし、多くの患者様は、主治医に気を使っているようです。自分の意見を医者に言うことにストレスを感じています。私は、そういうストレスを感じずに治療ができるように心がけています。

これまでの治療はどうすればいいのだろうというのも患者様の不安です。そのまま受けてもらってけっこうです。たまに抗がん剤を変更したり、やめた方がいいと思うこともあります。そんなときには、波風が立たないような説明の仕方をアドバイスします。

患者様はがんの治療に全力を注ぐべきです。余計なことに気を回すことはなるべく避けた方がいいでしょう。医者との関係にストレスを感じる現状は、私も医者ですが、何とかしないといけないと思います。これも患者様の正直な気持ちを聞くことでわかったことです。

とにかく、自分の命を一番に考えてください。そのためには何をすればいいのか。それが判断の基準です。

## ④インフォームドコンセント、セカンドオピニオンを上手に活用する

主治医とのコミュニケーションはとても大切です。医者との間に信頼関係ができていれば、患者様は「がんばってがんと闘っていこう」という前向きの気持ちになれます。

**本当の名医は患者様との信頼関係をうまく築き上げ、患者様を「治ろう」という気持ちにさせる医者のことです。**そういう気持ちが患者様にあって、適切な治療法を施すことができれば、厳しいと思われたがんを治癒にもっていくこともできます。

そういう意味で、医者には標準治療という枠の中にとどまることなく、遺伝子治療や免疫療法、さらには代替療法と言われている西洋医学以外の治療法にも関心をもっていただきたいと思っています。

代替療法については、エビデンス（医学的な根拠）がないものが多いので、それに頼り切るのは危険だと、私は考えています。しかし、だからと言って、エビデンスのない治療法は効かないというつもりはありません。

代替療法によって免疫力が上がり、がんが縮小する可能性は十分にありますが、メインは西洋医学的な治療であり、代替療法はそれを補完するという位置づけであるのが本筋でしょう。

がんと告知されても悲観せずに、いろいろと情報を集めて、信頼できる医者と力を合わせて、自分のためには何が最良の方法かを探って、がんに立ち向かってください。そういうことができる医者を探すのも大切な治療の要素です。

最近は**インフォームドコンセント**とか**セカンドオピニオン**とか、患者様の立場や権利を守るためのシステムも整備されています。

これも、医者と患者様との信頼関係を築くにはとても大切なことです。

**インフォームドコンセントは、正確には「治療側が患者様の病状に関する情報を十分に開示した上で、患者様から検査や治療の同意を得ること」となります。**ただ単に治療の説明をしただけではインフォームドコンセントにはなりません。**患者様が納得することが大切なのです。患者様には、納得するまで説明を受ける権利があります。**患者様は医学に関しては素人ですから、素人にでもわかるように説明するのが医者の義務でもあります。それを、よく説明もせずに「素人は黙っていてください」というようなニュアンスで説明をするようなら、本当にこの医者と信頼関係が築けるのか、もう一度考え直した方がいいのではないでしょうか。

患者様も、自分でも勉強をして、わからないことは質問できるくらいの知識は仕入れておくことも大切です。もし、高齢者で医学的な話が理解できないときには、誰かに付き添っていただくようにしてください。そうやって、医者と患者様の間で、お互いが努力をしながら信頼関係を作っていくことがとても重要です。

セカンドオピニオンというのは、文字通り、二番目の意見です。別の医者に意見を聞くことを言います。こういうことに対して、日本人は遠慮しがちです。主治医が怒るのではないかと、それこそ、今はやりの忖度をしてしまうのです。

しかし、セカンドオピニオンは当たり前になっています。そのことで怒り出すような医者なら、本当に信頼関係が築けるのか考えてみる必要があります。

インフォームドコンセントやセカンドオピニオンというせっかくのシステムがあるのですから、ぜひ上手に活用してください。主治医の先生に遠慮していたのだけれども、腹を割って意見を言ったら、先生との関係が良くなって、信頼関係が築けるようになったという患者様もいます。患者様が言いたいことを言えるようになっています。

先ほども言いましたが、自分のたった一つの命です。自分の命を守るのは自分だという意識をもって、医者とフランクに話し合える関係を作っていただきたいと思います。

## ⑤生活習慣を見直し、健康的な毎日を

病気は医者や薬が治すものだと思っている人もいるでしょう。しかし、そういうものではありません。

たとえば、ヘビースモーカーの人が肺がんになったとします。遺伝子治療で治してほしいと、私のクリニックへ訪ねて来られたとします。もちろん、治療はしますが、その前に、

私はタバコをやめることをおすすめします。

今まで通りにタバコを吸いつつ、遺伝子治療でがんを治したいというのは、ちょっと筋が違うと思います。タバコに発がんのリスクがあるのは、今では当たり前です。毎日の生活の中で、発がんのリスクを減らす努力をした上での治療であるべきです。

がん大国だったアメリカではがんが減少しています。その要因として禁煙の徹底と食事改善があります。

アメリカでは食事にも注意が払われています。アメリカ人の食生活と言えば、ステーキにハンバーグ、フライドポテト、それにデザートは砂糖と生クリームがいっぱいです。いわゆる高脂肪、高タンパクの食事でした。

しかし、がんと心臓病、脳の疾患が増えたことで、食事の見直しがブームになりました。野菜に果物、豆類が多くなってきました。日本食も健康にいいというのでとても人気が出ました。

それに対して日本はどうでしょうか。肉食中心だったアメリカ人が野菜を食べるようになってがんが減少し、野菜をたくさん食べていた日本人が欧米風の食事になってがんが増えてきています。このあたりは、真剣に考えるべきことです。

野菜を中心とした食事は免疫力を高めてくれます。また、遺伝子を傷つける活性酸素を中和してくれる働きもあります。がん抑制遺伝子に傷がつき、免疫力が低下していれば、がん細胞はどんどんと増えていきます。野菜をたくさん食べることで遺伝子を守り、免疫力を高めることができます。

がんの食事療法というものもありますが、あまり厳しい方法だとストレスになってしまいます。食事はおいしく楽しく食べるのも大事なことです。極端に何かを食べないとか、ある食材ばかりを食べるということではなくて、なるべく野菜を多めにしたメニューにしておいしくいただくことを心掛けてください。

食事だけでがんを治そうという人もいますが、余程の意志の強さがないとできるものではありません。あくまでも柱になる治療法があって、食事にも気をつけるということでいいのではないでしょうか。

遺伝子治療を柱にすれば、たまにははめを外して焼肉を食べに行くというのもいいと思います。おいしいお酒を飲んで友だちとわいわいと楽しむのもいいでしょう。

食事はとても大切です。しかし、必要以上に神経質にならないことです。

運動も大切です。便利で忙しい世の中になったので、移動のときにはどうしても車や電車に頼ったりして運動不足になってしまいます。ウオーキングやジョギングをするのもいいし、わざわざそういう時間をとることができない人は、駅や事務所ではなるべく階段を使って上り下りをしたり、ちょっと早めに起きて、一駅分歩いてみたりと、体を動かす工夫をしてください。

なるべくストレスをためない生活も心掛ける必要があります。現代社会の中でストレスを感じずに生きるというのは無理な話です。多かれ少なかれ、ストレスはたまっていきます。それをどう解消していくかです。

忙しいとは思いますが、仕事ばかりに追われないで、たまには好きなことをやるのもいいのではないでしょうか。ゴルフが好きなら、コースへ出て思いっ切りクラブを振り回してください。テニスで汗をかくのもいいでしょう。山登りも楽しいでしょうし、囲碁や将棋が好きならそれに没頭するといいのではないでしょうか。がんを忘れるくらいの趣味があるとすてきだと思います。

長年の生活の仕方ががんの原因になっている場合もあります。がんになったのをきっかけに、生活を見直し、これは良くないなと思えるような習慣があれば、それをやめてみるなど、改善をしてください。

その上で適切な治療を受ければ、さらに治療効果は高まるはずです。

## ⑥早期に発見し、早期に治療をする

がんは発見が早ければ早いほど治療は楽になります。早期に発見できれば、縮小手術でがんを取り除くこともでき、再発のリスクも少なくなります。がんは早くに見つけて早くに治療するに越したことはありません。

しかし早期がんであっても転移して再発してしまう危険性はあります。どんながんであろうと絶対に再発しないと安心はできないので、がんになったら治療に遺伝子治療を併用することをおすすめします。

がんという病気は早期のうちは自覚症状がありません。胸やけがしたり胃もたれがあったり下痢があっても、すぐに良くなるのでがんとは思いません。

結局、大したことはないだろうと放置しておくうち、がんは大きくなって自覚症状が出てきます。そのときはけっこう進行していると考えてもいいでしょう。

そうならないためにも健康診断は定期的に受けてください。何も症状はなかったけれども定期検診で異常が見つかり、その時点で対処できたので大事にはならなかったという人は少なくありません。

にもかかわらず、現在、日本人のがん検診の受診率は二割程度です。これが五割くらいにまで増えればがんによる死亡率は下がるはずです。

がんは、一個のがん細胞が約二七回の分裂を繰り返して、約一億個の三〜五ミリの塊になります。三〇回の分裂で一センチ以上です。これくらいの大きさだと精密検査で見つけることができます。ここまで成長するのに三〜一〇年ぐらいかかります。

ここで放置しておくと、がん細胞の数は一気に増えます。ここから早くて二年、遅くとも五年で末期がんと言われる状態になってしまいます。自覚症状がなくても定期的に検査を受け、小さなうちにがんを見つけることが大切です。面倒くさがらずに検査を受けてください。

前章でもお話ししましたが、がんリスク検査を受けるという手もあります。今の画像検査では五ミリくらいの大きさにならないと発見できません。遺伝子レベルで検査するがんリスク検査だともっと小さな段階から反応することがあります。

最近では、一滴の血液や尿から短時間でがんの有無や種類を診断することができる方法が話題になっています。この検査だと一ミリ程度のごく初期のがんであっても、その有無がわかるそうです。

がんリスク検査と同じように、がんがあるとわかっても、その対策がなければ不安をあおるばかりです。もし陽性だと判定されれば、まずは生活習慣を見直してください。タバコを吸う人は禁煙を、肉食が多い人は野菜を多めにとって、適度な運動をして、なるべくストレスをためないようにする。サプリメントを飲んだり気功をしたりして免疫力を高めるのもいいでしょう。

その上で、遺伝子治療を受けると、最高の早期治療ということになります。一ミリ程度の小さながんは、どこにそれがあるのか特定するのが難しいので、副作用のある標準治療をすることができません。遺伝子治療であれば、全身、どこにあるがん細胞にも作用をします。簡単にがんの有無がわかり、あるとわかったらその段階で対処できれば、がんは確実に治すことができるはずです。

どんなにすごい治療法が開発されても、進行したがんをすべて治癒させることは無理でしょう。それよりも、早く見つけて、適切な治療を受けることでがんは撲滅できるはずです。

## ⑦家族が理解し合って治療に臨めるようにする

がんの治療にご家族の協力は欠かせません。患者様は肉体的にも精神的にもクタクタになってしまいます。私たち医療者も精いっぱいやりますが、ご家族ほど頼りになる存在はありません。

ご家族の方も、患者様と一緒になって、がん治療のことを勉強してください。どんな治療を受けるにしろ、家族の間で不協和音が出ると、患者様にとっても大きなストレスになってしまいます。

大きな病院で標準治療を受ける場合は、ご家族から異論が出ることはあまりません。しかし、遺伝子治療となると、情報も少なく、保険適用でもありません。大きな病院ではやっていないので、信頼ができないという気持ちになる場合もあります。

患者様本人は、遺伝子治療をやってみたいと思っても、ご家族の方が反対する場合もあります。反対を押し切って自分のやりたい治療をするというのもひとつの選択でしょうが、どうしてもそうなると家の中がギスギスしてしまいます。患者様は大事な家族の支えを失ってしまいます。

遺伝子治療とか免疫療法とかさまざまな代替療法など、標準治療以外の治療を受けるときには、家族の意見が分かれることがよくあります。家族で仲違いしながら治療を受けるのは望ましいことではありません。

患者様本人がこういう治療がしたい、標準治療だけで後悔したくないという気持ちがあれば、ぜひ、家族に自分の気持ちをきちんと話すことから始めてください。それがどういう治療法で、どういう効果があって、費用はどれくらいかかるのか。そして、どうして自分はこの治療法を受けたいと思ったのかを説明します。

いくら家族が耳を貸してくれなくても腹を立てず、根気よく話をしてください。もしうまく説明できないときは、インフォームドコンセントに来てください。私も熱意をもって正しい情報を伝えます。

情熱をもって伝えれば気持ちは伝わるはずです。ご家族の方も、いくら特殊な治療法であっても頭から否定せずに、患者様の思いを聞いてあげてください。

私には自分の命がかかっているほど重要な治療法です。患者様に後悔を与えないように誠心誠意最良の治療を考え、がんと闘うつもりです。患者様と家族が一体になってがんと闘うためにも、患者様と一緒に私の説明を聞いていただきたいのです。患者様や家族の方には、がん治療に対してたくさん疑問があるかと思います。

遺伝子治療のことでも、標準治療のことでも、一般的なことでも、遠慮なくおっしゃってくだされば、私は自分に答えられる範囲で誠実に返答させていただきます。

私自身、難治ながんに対する治療に関してしっかりした情報を提供していきたいと思っています。この本もその手段のひとつです。ホームページも整備しました。さらには、もっと治療効果を高めるために研究し治療薬を磨き、患者様や家族の方が安心して治療できるように努めていきます。

逆に、家族の方が遺伝子治療を受けてほしいと思って患者様にすすめるのですが、患者様が標準治療以外の治療法には疑問を感じていて受けようとしないという場合もあります。「せっかくいい治療を見つけたのに」と家族の方がイライラします。

気乗りしない患者様に無理やり治療を受けさせるのも、私はあまりいいことではないと思っています。納得して受けてもらうことが必要です。

とにかく、がんという病気は簡単なものではありません。家族が一体になって治療に当たることで勝機は見えてきます。私たち医者を上手に使いながら、家族全員が理解できて、一緒になって治療に取り組めるようにしてください。

## ⑧治療法がないということはない。あきらめない

がんが進行していくほとんどの患者様の経緯は、がんが見つかり手術、がんがある程度広がっていたので、手術後には抗がん剤治療、場合によっては放射線治療を追加します。抗がん剤は強いものから弱いものまでありますが、辛い抗がん剤をしても多くの患者様は再発します。手術は成功で取り切れましたと言われたのに。

再発すると医者は抗がん剤を強めます。強い抗がん剤でがんの勢いは一度軽減しますが、抗がん剤には耐性があり再度再発が騒ぎ始めます。その後抗がん剤を何度か変えますが、ファーストチョイス以上のものがなかなかなく、結局がんはかなり進行して、体力も弱りやがて医者から「もう治療法はありません」と言われ、その後は治療することなく衰弱して行き、死を迎えます。

医師はほとんどのがんが抗がん剤だけでは、治らないことを知っています。ではなぜ複合療法を否定するのか。それは患者様の命のためでしょうか？　否定する医者の多くは、よくわからないからとか、エビデンスがとか、自分の治療の邪魔になるとか言います。

これは本当に患者様の命と共に闘ってくれているのでしょうか。標準治療しか考えていない医師なら「他の治療を受けるなら出て行ってください」と言うしかありません。しかし、それではあまりにも冷たすぎるのではないでしょうか。

「ほかに何かいい治療法があるかもしれないので何かあったら協力しますよ」とか「自分の命だから自分の思うように行動してもいいですよ」と言ってくれる医者がいれば、どれだけ患者様は勇気づけられるか。

しかし、現実にはそういう医者は少ないと考えた方がいいだろうと思います。それどころか、標準治療だけをやるだけやって、他の治療をすべて否定して、何もできずにがんは進行して末期となり、最終的には「もう治療法はありませんから、緩和に移りましょう」と言われたら絶望と後悔だけが残ります。

「もう治療法はない」と言われるケースがもう一つあります。抗がん剤にはアレルギー反応や強い副作用があります。アレルギーが出たり、副作用が強すぎるときには治療を変えたり減量したり、時には中止します。体力は十分あるのに薬は使えなく、もう治療法がないと言われ、標準治療をあきらめるしかありません。

あきらめて開き直るのは簡単です。しかしこれではがんに負けてしまいます。あきらめなければ必ずいい情報が入ってきます。私のところへお越しになる方のほとんどは、私の著書や雑誌の記事を自分で見つけて、それを読んで遺伝子治療のことを知ってという方たちです。

主治医から「治療法はありません」と言われてあきらめてしまっては、遺伝子治療にはたどり着かなかったでしょう。

抗がん剤が使えなく、既存の病院の放射線科にも断られて、あきらめきれずに私のクリニックに来た人がいます。遺伝子治療で症状を軽減し、維持してその後に放射線治療を行い、現在がんが治癒している人がいます。

ほかにもステージⅣで標準治療から見捨てられたのに、遺伝子治療で現状維持している人は多々います。

世の中には数え切れないほどのがんの治療法があります。治療法がないということなどあり得ません。ただ、その治療法は効果があるかどうかの吟味が必要です。とにかく、必ず自分に合ったいい治療法があるという信念をもって探してみてください。

私のところには「治療法がない」と言われて絶望したけれども、あきらめずにいい治療法を探し続けたという患者様がよく来られます。治癒したり、症状が大きく改善した方もたくさんいます。あきらめないことがいかに大切か痛感します。

遺伝子治療以外にも、逆転満塁ホームランを打てる治療法はあるはずです。「もう治療法がない」と言われたら、「絶対に治してやる」というくらいの反発心をもってください。

## ⑨余命宣告は絶対ではないことを知る

「治療法がありません」の次にくるのが余命宣告です。「余命はあと半年です。好きなことをして過ごしてください」というようなことを言う医者がいますが、本当に医者にそんなことがわかるのでしょうか。

「統計から言えば、こういう状態だとあと半年くらいで亡くなる方がほとんどです。でも、命のことはだれにもわかりません。何が起こるかわかりません。希望を捨てないでください」というくらいのことは言ってくれてもいいのではと思います。

命の長さは統計では語れません。平均寿命が八〇歳だと言っても、六〇歳の人があと二〇年生きられるという保証はありません。七〇歳で亡くなることもあれば、一〇〇歳まで生きることもあります。

患者様の体力とか免疫力、生活の仕方、ストレスなどによって、余命は違ってくるはずです。余命半年と言われた人が、がんの進行を止めて二年後も元気でいるということは決して珍しくありません。

医者が宣告する余命は、あくまでも標準治療という枠の中での話です。治療の方法がもうないという状況の中での統計でしかありません。

先ほども言ったように、いくらでも治療法はあります。自分に合った治療を受ければ、宣告された余命など超えて長生きすることも十分に可能です。

だれしも余命を告知されるとがっくりと落ち込んでしまいます。それは仕方のないことです。しかし、落ち込んだままだと、本当に医者の言う通りになってしまいます。医者のひと言は患者様の心に大きな影響を与えます。

医者は神様でも予言者でもありません。あとどれくらい生きられるかを決める権利もなければ、それを読み取る能力もあるはずがありません。医者は、体のことを勉強してきているし、たくさんの患者様の治療をしてきました。ですから、医者ではない人よりはがんのこともわかっているでしょう。ですから、参考にはできます。しかし、すべてのことを信じる必要はありません。

余命宣告も参考として受け止めるくらいにして、余命宣告をくつがえしてやろうという気持ちで、自分の状況や状態にあった治療法を探し、これでいくと決めたら良くなることを信じてしっかりとその治療に取り組んでみてはいかがでしょうか。

余命は、それを乗り越えてやるという目標にすればいいと思います。そして、宣告された余命をクリアできたら、また次の目標を立てる。そんな気持ちでいると、生きる意欲も高まってきます。

遺伝子治療は、まだまだ歴史の浅い治療法です。医者が余命を宣告するとき、遺伝子治療の存在など頭に入っていません。あくまでも標準治療という枠内での余命宣告です。その枠をはずせば、いくらでも可能性はあります。

実際、末期がんと言われる状態でも、遺伝子治療を行なえば回復する可能性があります。

余命を宣告されても、それはひとつの見方であって、絶対的なものではないということを忘れないでください。いくらでも、その余命を超えて生きる方法はあります。余命宣告をされてがっくりと落ち込んでしまうと、免疫力も低下してしまいます。

私はよく患者様に「余命三カ月と主治医に言われました。先生ならどう思いますか」と聞かれます。私は患者様に「**それは余命ではなく予命です。余った命でなく単なる予想なのです**」と答えます。

皆様も予想の命に負けないように。余命宣告などに負けるな！　私はとことん付き合います。

## ⑩希望をもって毎日を過ごす

がんと診断されると、多くの人が「再発からの死」を連想します。確かにがんは日本人の死因の第一を突っ走っている怖い病気です。しかし、がんと診断されたらすぐに死ぬわけではありません。こういうたとえがいいかどうかはわかりませんが、脳梗塞や心筋梗塞で倒れたとします。そのまま意識が戻らずに亡くなってしまう方もたくさんいます。

交通事故で即死ということもあります。まったく心の準備もできずに、親しい人にお別れも言えずに、身辺の整理もできずに、あっと言う間に死を迎えなければならないこともあります。

がんというのは、死までの猶予がある病気です。治癒してしまえば猶予も解かれ解放されます。ですから、がんと診断されて、いきなり死へと飛躍してしまうのではなくて、がんであることを受け入れて、最良の治療選択をすることが重要です。

がんになって、本気になって自分の人生を考え直して、がんになる前よりもはるかに充実した日々を送っている人はたくさんいます。家族で協力してがんに立ち向かうことで、ギスギスしていた家族関係がすごく改善したと喜んでいる方もいます。

素晴らしい治療法や医者に出会って、がんの進行が止まったり、中には消えてしまって、その体験を語ることで多くの人に勇気を与えている人もいます。がんにならなければできなかったことです。

がんになったからと言って、それが不幸につながるとは限っていないのです。がんをバネにして大きく成長することもできます。

がんになったらまずは標準治療の計画から始まります。ただ標準治療だけではがんが治らないことが多々あります。ではどうしたらよいか。標準治療を中心に最良の結果が出せる他の治療の併用も考えるべきです。がん治療において治癒の可能性を感じさせる治療法に出会う必要があります。

私は、そういう意味で、遺伝子治療は患者様に希望を与えることができる治療法だと自負しています。

手術で病巣が取り切れても、患者様は再発するのではという不安から逃れられません。ましてや転移の可能性があるから、術後に抗がん剤をしましょうとか言われたら、不安はさらに増すばかりです。抗がん剤には自然耐性があり、すべてのがん細胞を叩けないことが多々あるからです。

このような場合は遺伝子治療を標準治療と併用することをお勧めします。

遺伝子治療は抗がん剤耐性のがん細胞にも有効なので、副作用を与えることなく相乗効果が期待できます。ですから、標準治療では厳しいかもしれないという患者様の希望にもなれます。

また遺伝子治療を手術と一緒に行えば、微小な転移したがん細胞も死滅させることができますので、再発のリスクも低下します。もし再発した場合、標準治療だけでは回復は難しいという現実があります。しかし、そこに遺伝子治療が入れば、標準治療の効果も高まり、相乗作用で再発がんにも対処できます。

ほかにも免疫療法を加えた複合療法ならさらに効果は高くなります。

遺伝子治療は効果ある「ながら治療です」。仕事しながら、趣味をしながら、子育てしながら、現状維持しながら、がん治療では大切な治療法です。

もう手の施しようのなくなったがんであっても、遺伝子治療、免疫療法を使うことで、治癒まではもっていけなくても延命や症状の緩和、現状維持は可能です。寝たきりで生活するのではなく、普通に動けるようだったら、残された時間を有意義に使えるはずです。


**そういう意味で、遺伝子治療は絶望を希望に変えることができる治療法です。たった一回の人生です。悔いなく楽しく生きていただきたいと思います。遺伝子治療は、その手助けができる治療法だと思います。**

# おわりに

最後まで読んでくださいましてありがとうございます。遺伝子治療について基本的なことはマスターしていただけたことと思います。

遺伝子治療はまだまだ社会的には認知されていない治療法です。この治療法を行っているクリニックも増えてきましたが、それでも玉石混交の状態で、クリニックによって効果はまちまちです。

インターネットで「遺伝子治療」と調べれば、いくらでも情報が出てきます。しかし、どこで受けても同じ効果が出るかと言えば、決してそういうものではないことを知っておいてください。

近所に遺伝子治療をやっているクリニックがあるから受けてみようという安易な態度ではなく、しっかりとどんな治療をしてどれくらいの効果が出ているのかを確認してください。

**そのチェックポイントは、どんな種類の治療タンパクを使っているのかが、まずは大切なことです。**ゲノムの守護神と呼ばれているp53遺伝子を使う遺伝子治療も増えていますが、ただそれを入れるだけではがん細胞は特殊な酵素を出してｐ53遺伝子が働けないようにしますので、その対策はできているのか。

今回追加した治療タンパク、ガンキリン抑制ＲＮＡは、私どものグループ以外の施設では、まったく視野に入っていないはずです。ガンキリンを抑制できないと、ｐ53遺伝子も十分に働くことができません。そこもしっかりとチェックしてみてください。**また遺伝子の運び屋であるベクターはどんなものを使っているのかも重要なポイントです。**

せっかくいい治療タンパクを入れても、ベクターが悪ければ、遺伝子をがん細胞の中に運び込めません。本書をしっかりと読んでいただいて、そのあたりのことを遺伝子治療を行っている医者にきちんと質問ができるようにしておいていただければと思います。

さらに、私が本書で強調したかったのは、標準治療、遺伝子治療、免疫療法の複合療法を行うことの重要性です。がんというのはとんでもない難敵です。特に、進行したがんだと単独の治療法では立ち向かえません。かと言って、いいと思われるものを手当り次第に使っても思ったような効果は出ません。

単独でも効果があって、相乗効果が期待できるような治療法を組み合わせることが重要です。抗がん剤と遺伝子治療はがん細胞の増殖をストップさせ、がんを死滅の方向に向かわせるという意味で同じような作用があります。

抗がん剤は外からの攻撃でがん細胞の分裂、増殖を食い止め、遺伝子治療は内部からストップさせます。作用は同じでもアプローチの方向が違うので相乗効果が出るのです。

さらに、そこに免疫療法が加わることで、標準治療と遺伝子治療から逃れたがん細胞を退治することができます。

**標準治療や遺伝子治療でがん細胞が破壊されると、がん抗原というがん細胞の目印が露出します。免疫細胞はそれをキャッチしてがん細胞を攻撃するので、免疫療法を単独で使うよりも、はるかに高い効果が期待できるのです。**

私は、もともとは外科医です。がんの患者様の手術に明け暮れていました。最高の手術をしたと喜んでいても、しばらくすると再発して病院に戻ってくる患者様がたくさんいて無力感を感じていました。抗がん剤をやっても再発は防げません。標準治療だけでは十分ではないことを痛感しました。

そんなときに遺伝子治療に出会いました。これこそがん治療の切り札だと小躍りしました。確かにすばらしい効果が出ました。しかし、それでもうまくいかないことがありました。特に、遺伝子治療を受けようと思う患者様は、大病院であらゆる治療を受けても良くならない方ばかりでしたから。そういう方も良くなってほしいというのが、私の願いです。

遺伝子治療はがん治療の柱にはなるが、これだけですべてのがんを治そうというのは無理があると気づきました。そこから試行錯誤が始まり、いい先生との出会いもあって、免疫療法を取り入れることにしました。標準治療＋遺伝子治療＋免疫療法。私はこれこそが決定打だと思っています。

これからもがんはますます増えていくだろうと思います。今のように、「がん＝死」というイメージだと、がんになって悲しみに暮れる人が増えるばかりです。そうではなくて、がんになっても治るという状況を作らないといけません。

かつて、結核は死病でした。結核になった人は絶望の中で過ごすことを強いられました。しかし、抗生物質が開発されて、今では結核だと診断されても、だれも絶望はしません。がんについても、そういう認識で受け止められるようにするのが私たち医療者の務めです。遺伝子治療はその大きな武器になると、私は確信しています。

まずは、がんにならないようにしてください。そして、もしがんになったら、遺伝子治療があるということを頭に入れておいてください。私どもは、これからももっと効果が高くなるよう努力を続けていきます。

皆様の健康とご多幸をお祈りしています。

ありがとうございました。

医療法人桜伸会　さくらクリニック院長

吉田　治

## 《共同著者》

### 澤田 威生

臨床研修指導医講習会修了／認知症サポート医養成研修修了／緩和ケア講習会修了／難病指定医

＜経歴＞
1998年3月　山梨医科大学卒業(現山梨大学医学部)
1998年4月　山梨大学医学部附属病院　研修
2000年4月　山梨大学医学部附属病院第1内科入局
2009年11月　独立行政法人国立病院機構　甲府病院　消化器内科
2012年4月　市立根室病院　消化器内科　診療部長
2013年7月　国民健康保険剣淵町立診療所　消化器内科　所長

感染症（肝炎ウイルス、HIVウイルス）治療と肝細胞癌の血管造影、局所治療、化学療法と消化器がんおよび消化管がんの内視鏡治療と放射線化学療法を専門に行ってきました。

がんの治療は早期診断、早期治療と集学的治療が必要と考えています。

2018年から遺伝子治療を学び、癌の治療法が増えて、現在に至ります。

### 岩切　大

医療法人社団桜伸会サンテクリニック院長／医学博士／日本ウイルス学会評議員／米国消化器病学会会員／米国微生物学会会員／日本癌学会会員

＜経歴＞
長崎大学医学部卒業
日本大学第3内科 研修医
日本大学医学部 助手
米国ハーバード大学医学部 マサチューセッツ総合病院 研究員
北海道大学遺伝子病制御研究所 助教
神戸大学医学部 准教授
人間総合科学大学人間科学部 教授

消化器内科医として勤務後、がんや炎症性腸疾患に関する研究に従事。

主に感染免疫とがんとの関わりをテーマとし、特にウイルスRNA分子の機能に着目した研究を行ってきました。これまでの経験を活かし、免疫や遺伝子の側面からもがんと向き合いながら治療にあたっています。吉田先生を通じ遺伝子治療に携わる機会を得られたことでその効果を実感し、先生との出会いに感謝しつつ遺伝子治療のさらなる発展に期待しています。

### 小西 長生

医学博士／日本整形外科学会　整形外科専門医／日本医師会認定産業医／日本医師会認定健康スポーツ医／緩和ケア研修会終了／身体障害者福祉法第15条指定医師
＜所属学会＞
日本整形外科学会会員／日本抗加齢学会会員／日本美容皮膚科学会会員／日本渡航医学会会員／日本臨床栄養学会会員／日本結核病学会会員

＜経歴＞
平成元年3月　関西医科大学卒業
平成5年3月　関西医科大学大学院（生理学）修了
平成元年7月　関西医科大学麻酔科　研修
平成2年4月　松下電器健康管理センター　勤務
平成5年4月　関西医科大学形成外科　勤務
平成6年1月　市立芦屋病院整形外科　勤務
平成7年1月　（財）住友病院整形外科　勤務
平成8年7月　市立貝塚病院整形外科　勤務
平成14年11月　小西クリニック　開業
平成22年5月　芦屋グランデクリニック　開業

整形外科専門医ですがgeneral practitionerとして日々研鑽を積んでいます。小生の父、親戚が癌と闘病し、標準治療に限界を感じ、P 53や免疫治療をしていた時に吉田先生がスキルス胃癌へ遺伝子治療剤を内視鏡視下に直接投与され治癒した事を拝見し感銘しました。

無理をお願いして、幸いにもご指導いただく事になり、今日に至ります。

その間吉田先生の遺伝子治療で奇跡的な治療を経験させていただき、得られた知見を基に小生でできる新しい治療が何かないか、模索しております。

吉田先生の遺伝子治療は現行、先端とされる治療と違い素晴らしい可能性を持っております。遺伝子治療の進展に貢献できることが小生の目標です。

## 濱元 誠栄

＜所属学会＞
日本外科学会専門医／日本癌治療学会／日本形成外科学会／日本再生医療学会／日本禁煙学会認定治療医／マンモグラフィ読影認定医

＜経歴＞
2001年3月　鹿児島大学医学部卒業
2001年5月　沖縄県立中部病院　初期研修医
2003年4月　杏林大学医学部付属病院第二外科学講座　非常勤講師
2004年4月　茨城県立中央病院・県地域がんセンター　外科レジデント
2005年4月　沖縄県立中部病院　外科後期研修
2007年4月　沖縄県立宮古病院　一般外科
2010年4月　宮古島徳洲会病院　一般外科
2011年9月　RDクリニック　常勤
2015年10月　HAMA Medical Office　院長
2018年7月　銀座みやこクリニック　院長

私は外科医として、様々ながんの手術と抗がん剤治療を行っていましたが、標準治療の限界を感じ、がん診療から離れました。しかしある時、吉田先生の行っている遺伝子治療が、標準治療の限界を突き破り奇跡を起こすのを目の当たりにし、衝撃を受けました。「遺伝子治療ならがんに克てるかもしれない」その思いで、遺伝子治療の可能性を追求しています。

各種がん治療での

オリジナル遺伝子治療

著　者　吉田　治
発行者　真船美保子
発行所　KK ロングセラーズ
東京都新宿区高田馬場 2-1-2　〒 169-0075
電話 (03) 3204-5161(代)　振替 00120-7-145737
http://www.kklong.co.jp

印　刷　大日本印刷(株)
製　本　(株)難波製本
落丁・乱丁はお取り替えいたします。※定価と発行日はカバーに表示してあります。
ISBN978-4-8454-2421-4　Printed In Japan 2019

**遺伝子治療開始時　ステージⅣ　60代　男性**

膵体尾部がん　胃十二指腸浸潤

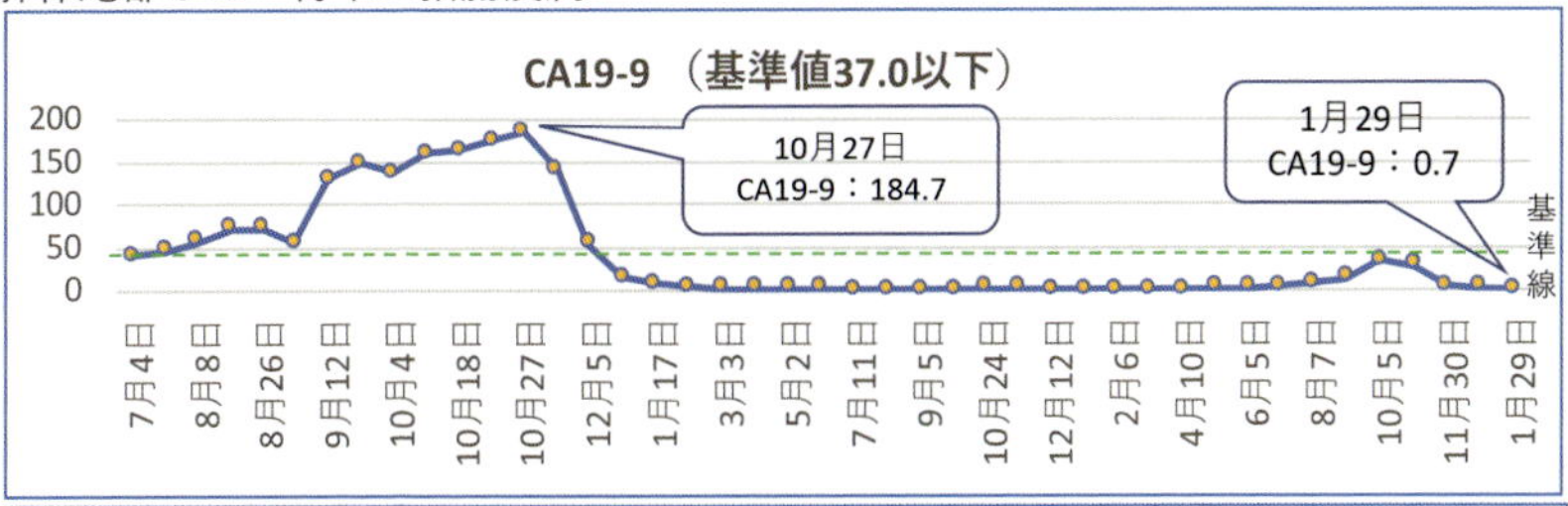


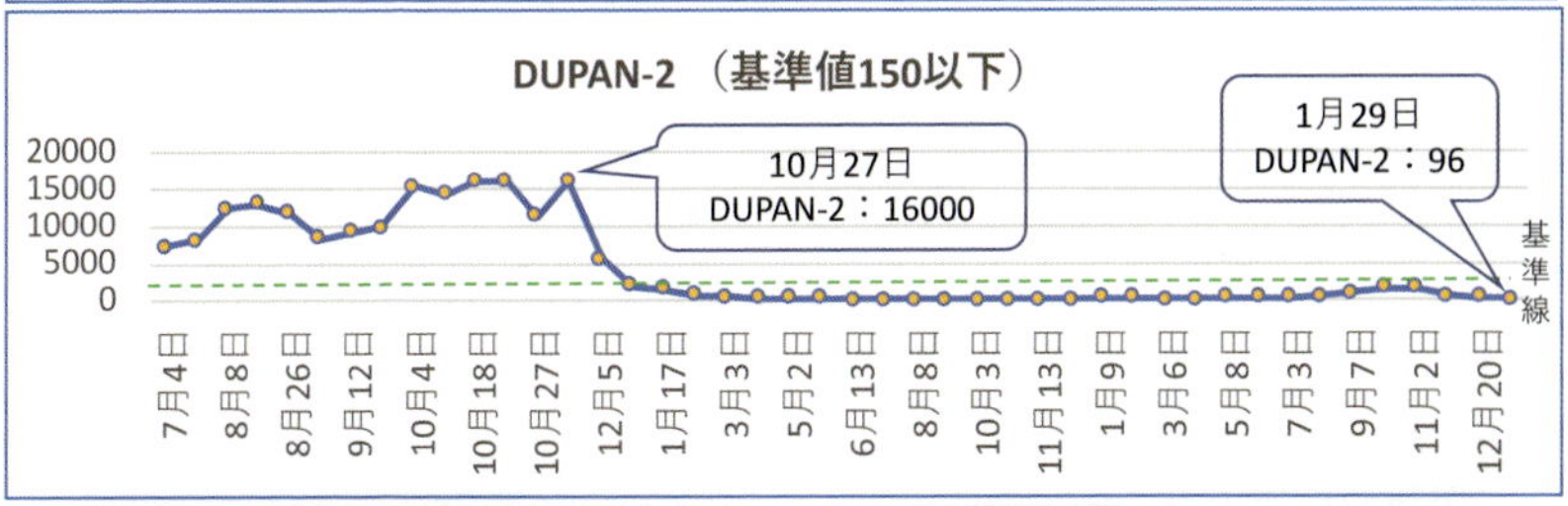


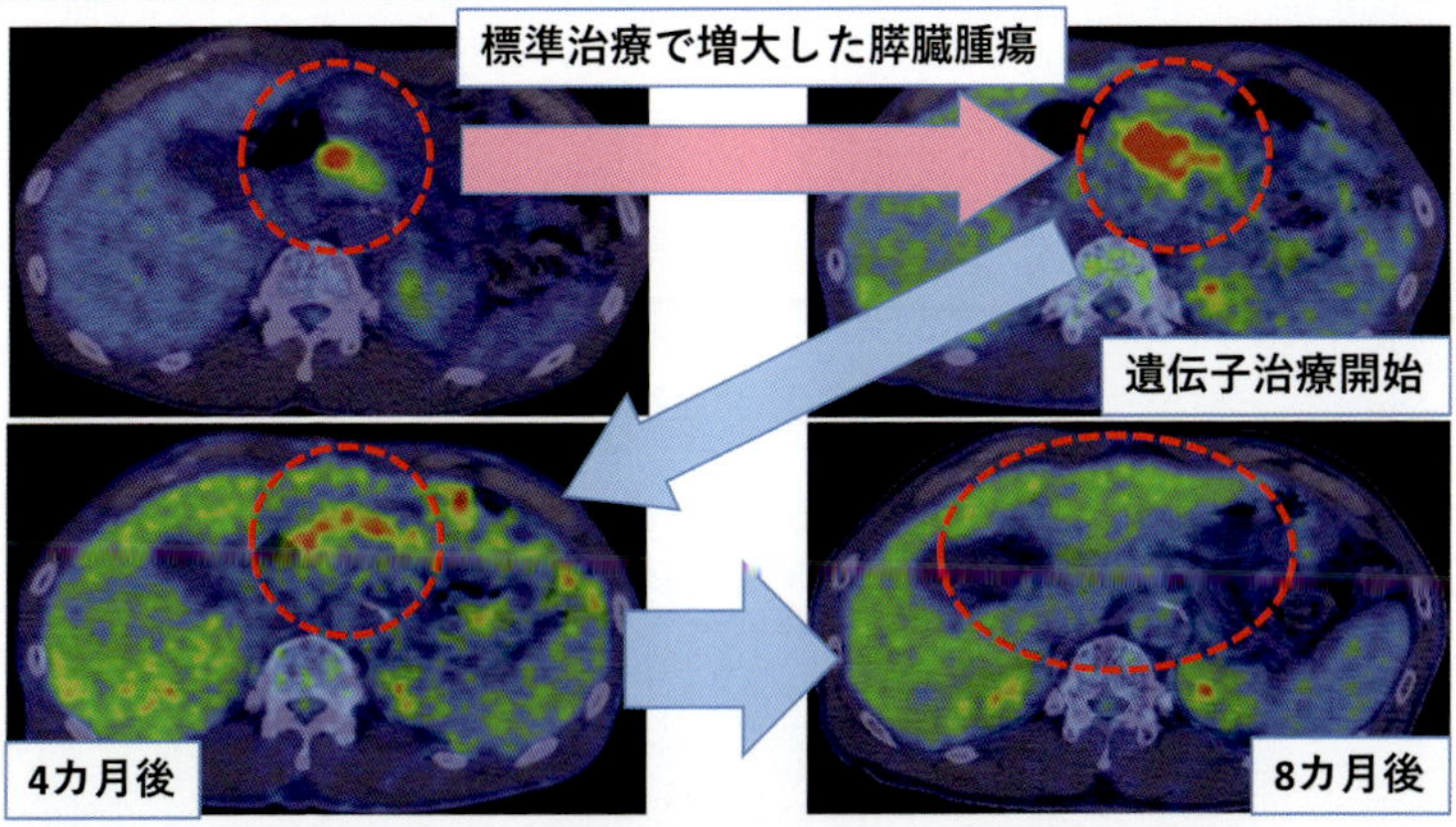


血糖値400となり、精密検査となり膵臓癌（体尾部）胃・十二指腸浸潤と診断され大学病院でFOLFIRINOXを開始するもアレルギー反応にて中止。

その後ゲムシタビン（ジェムザール）に変更するも、白血球が減少し中止。

TS-1のみ服用となり、**標準治療単独で腫瘍が増大**してしまった。

当院来院後、遺伝子治療を開始したと同時に再度抗がん剤を変更目的で病院紹介し転院。

そこでFOLFIRINOX再挑戦。特に問題なく施行できたので継続投与。十二指腸への浸潤が軽減した所でさらに放射線を紹介し開始。十二指腸浸潤の離断に成功。**現在再発なし。**

**遺伝子治療開始時　ステージⅣ　60代　女性**

大腸がん（盲腸部）手術後（LN3）　腹膜播種

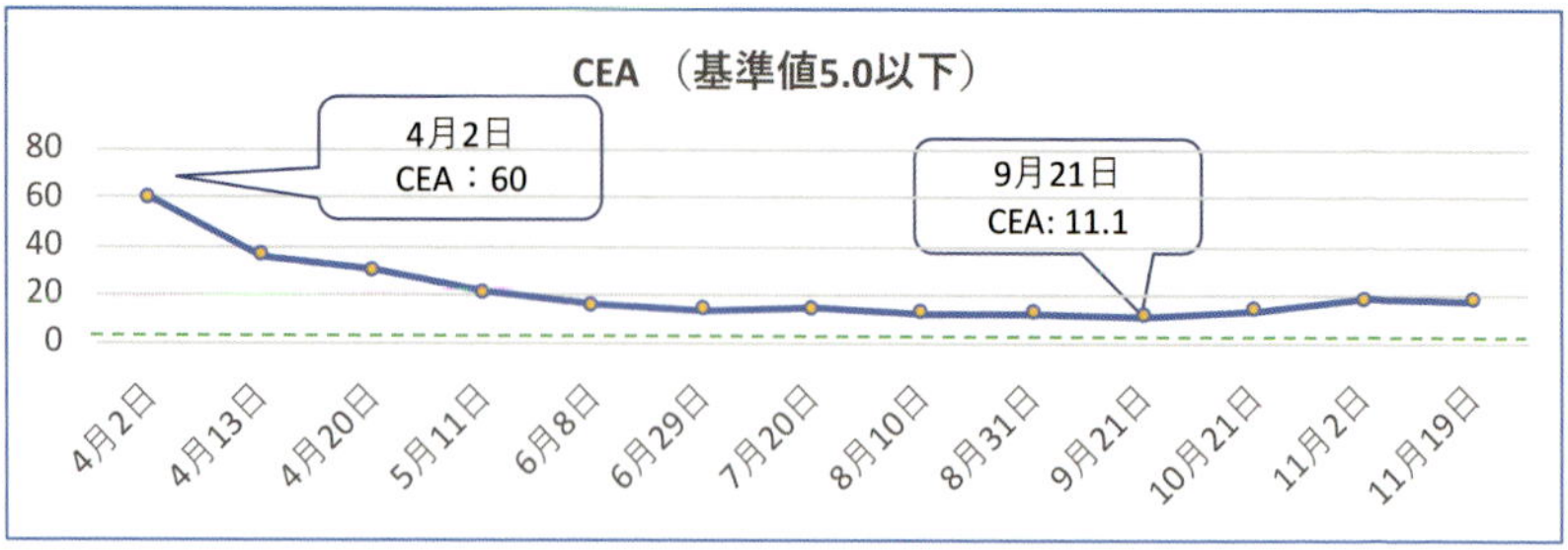


2017年3月　人間ドックにて便潜血陽性から総合病院受診。
精密検査にて、盲腸部大腸がん（近傍リンパ節3か所）
ステージⅢと確定診断。手術により盲腸部切除。術後抗がん剤治療TS-1服用するも体調不良で中止。その後、腫瘍マーカー、CEA　18.3に上昇
改めて、開腹切除目的であったが前腹膜部に腹膜播種が確認され手術中止となる。
抗がん剤治療、オキサルプラチン＋ゼロ－ダ＋アバスチンを施行。
確定診断から1年後、抗がん剤治療と遺伝子治療併用で開始。
遺伝子治療開始後、腹膜播種は縮小。その後右卵巣転移が見つかり、切除。
次に左卵巣転移が出現。標準治療では手術も放射線も不可のため
現在放射線治療（自由診療）を依頼中。

**遺伝子治療開始時　ステージⅢ　50代　男性**

大腸がん　手術後。遺伝子治療と免疫療法併用（再発予防）

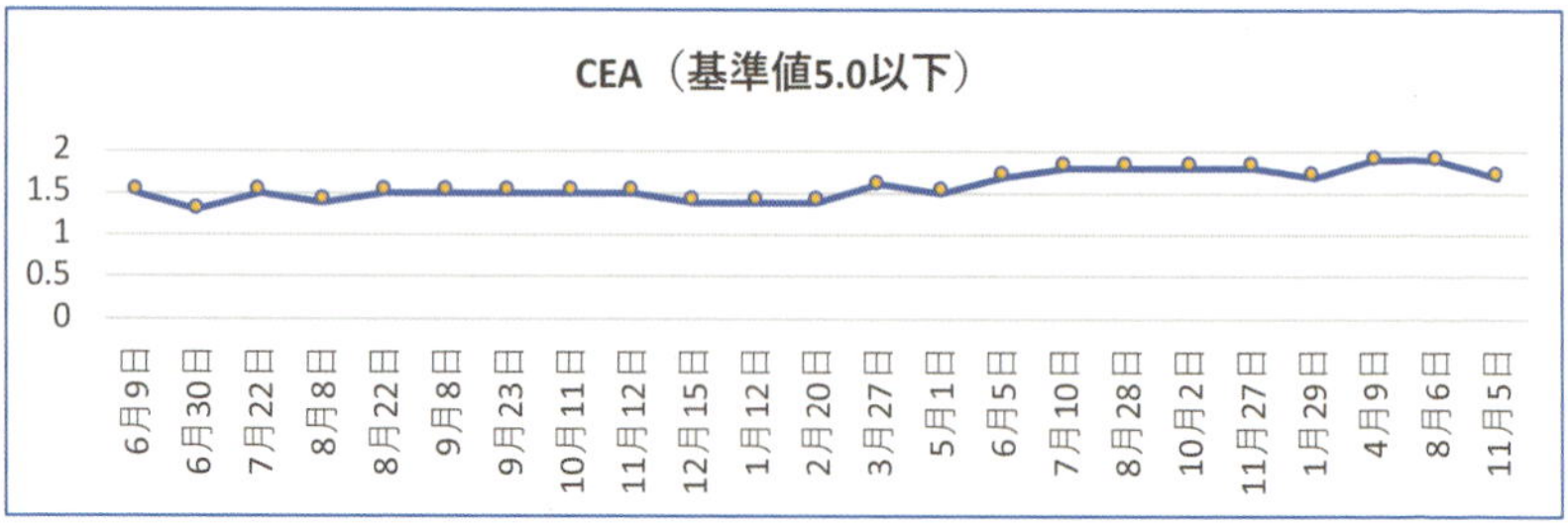


2016年の開始以降　2019年6月現在も**再発無し**　経過観察

**遺伝子治療開始時　ステージⅢa　30代　女性**

大腸がん（下行結腸）手術後。遺伝子治療と抗がん剤を併用（再発予防）

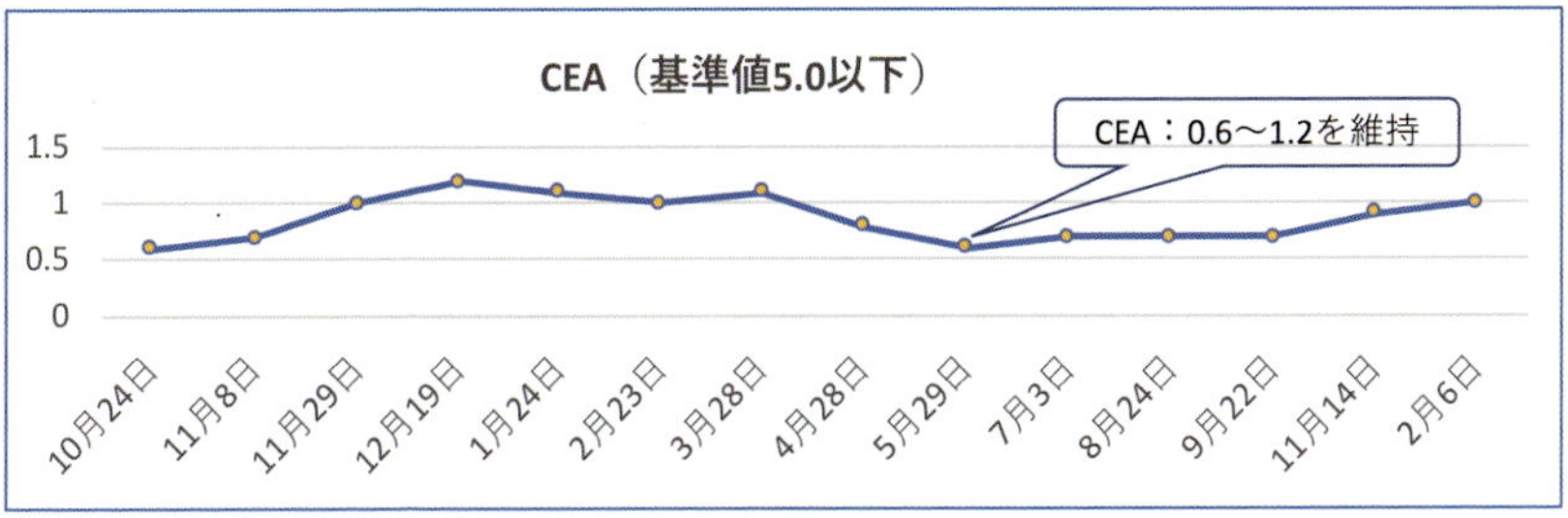


2016年の開始以降　2019年6月現在も**再発無し**　経過観察

**遺伝子治療開始時　ステージⅢa　30代　女性**

大腸がん（上行結腸）手術後。遺伝子治療と抗がん剤併用（再発予防）

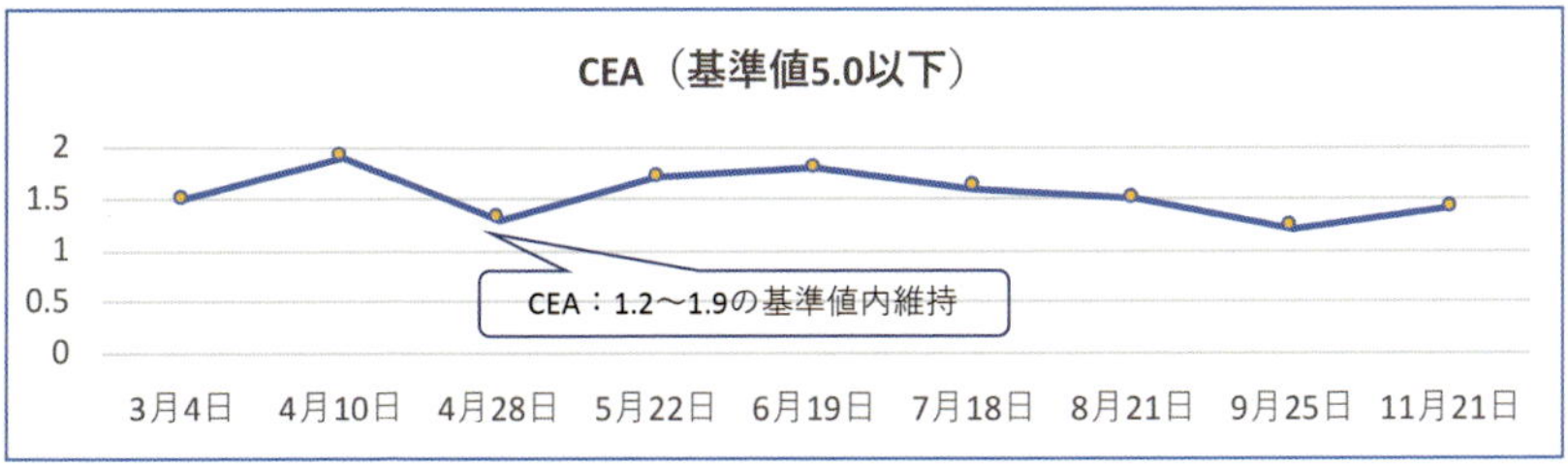


2017年の開始以降　2019年6月現在も**再発無し**　経過観察

**遺伝子治療開始時　ステージⅢb　60代　女性**

大腸がん（下行結腸）手術後。遺伝子治療と抗がん剤を併用（再発予防）

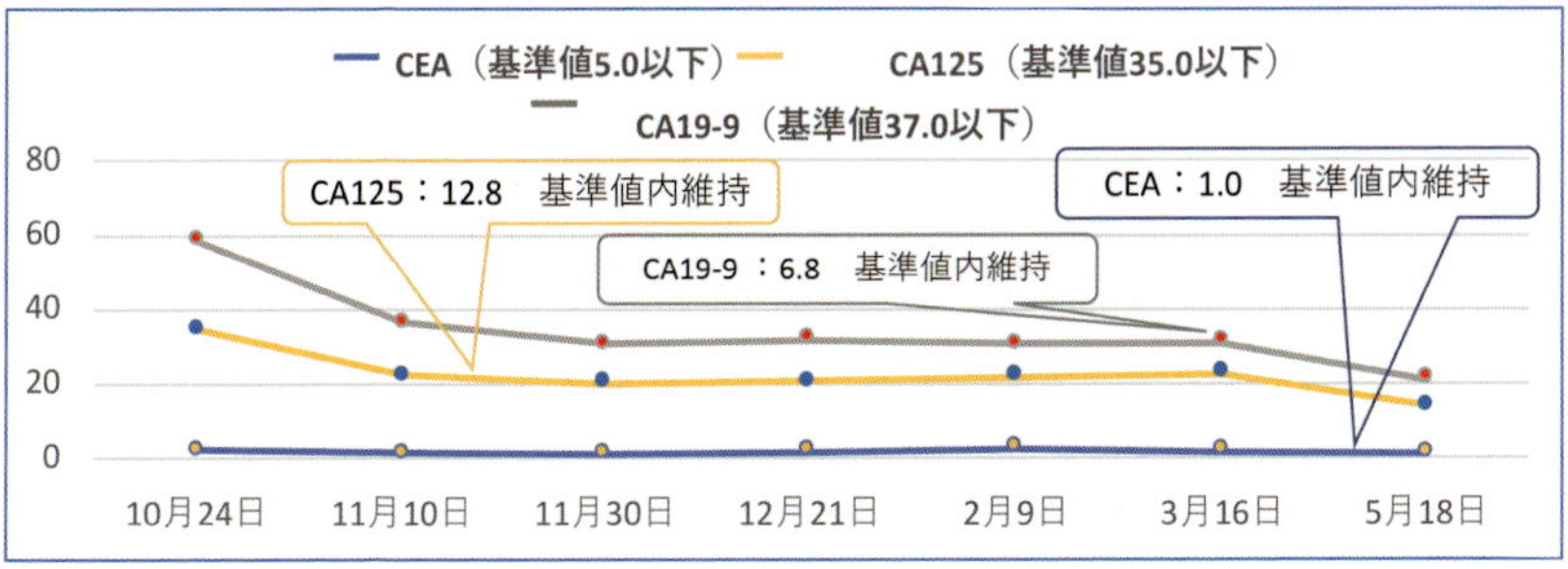


2017年の開始以降　2019年6月現在も**再発無し**　経過観察

**遺伝子治療開始時　ステージⅣ　40代　女性**

左乳がん　術前抗がん剤施行　左乳房摘出+腋窩リンパ節摘出
3年後に多発肝転移

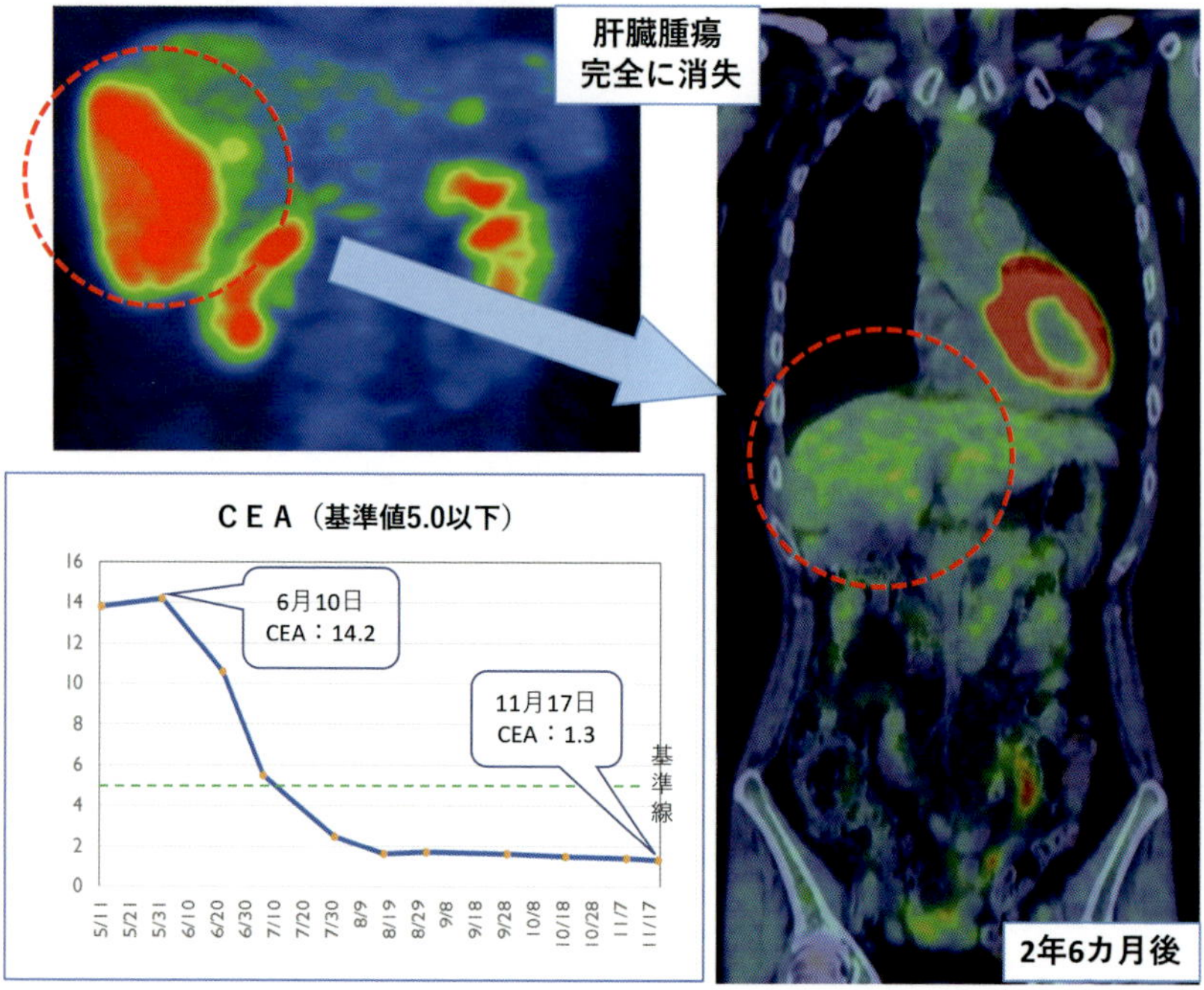


総合病院にて、乳がん確定診断。
手術前の抗がん剤ＦＥＣ（フルオラシル・エピルビシン・シクロフォスファミド）4回。
ドセタキセル＋ハーセプチン4回の治療となる。
8カ月後に腫瘍縮小後。手術にて左乳房摘出＋腋窩リンパ節摘出となる。

術後、放射線治療と抗がん剤治療（タモキシフェン＋ハーセプチン）18回。
1年後に抗がん剤終了。その後、再発多発肝転移が見つかる（70mmと他多数）

肝転移が見つかって1年後、抗がん剤治療（カドサイラ）と併用で遺伝子治療開始。
抗がん剤（分子標的薬カドライサ）の副作用強く、血小板下がり中止。
局所に（肝臓）注射をしていくと、肝臓の腫瘍は縮小。
画像より、**肝臓転移の腫瘍が完全に消失**している。

**遺伝子治療開始時　ステージⅣ　70代　女性**

膵頭部がん　リンパ節転移

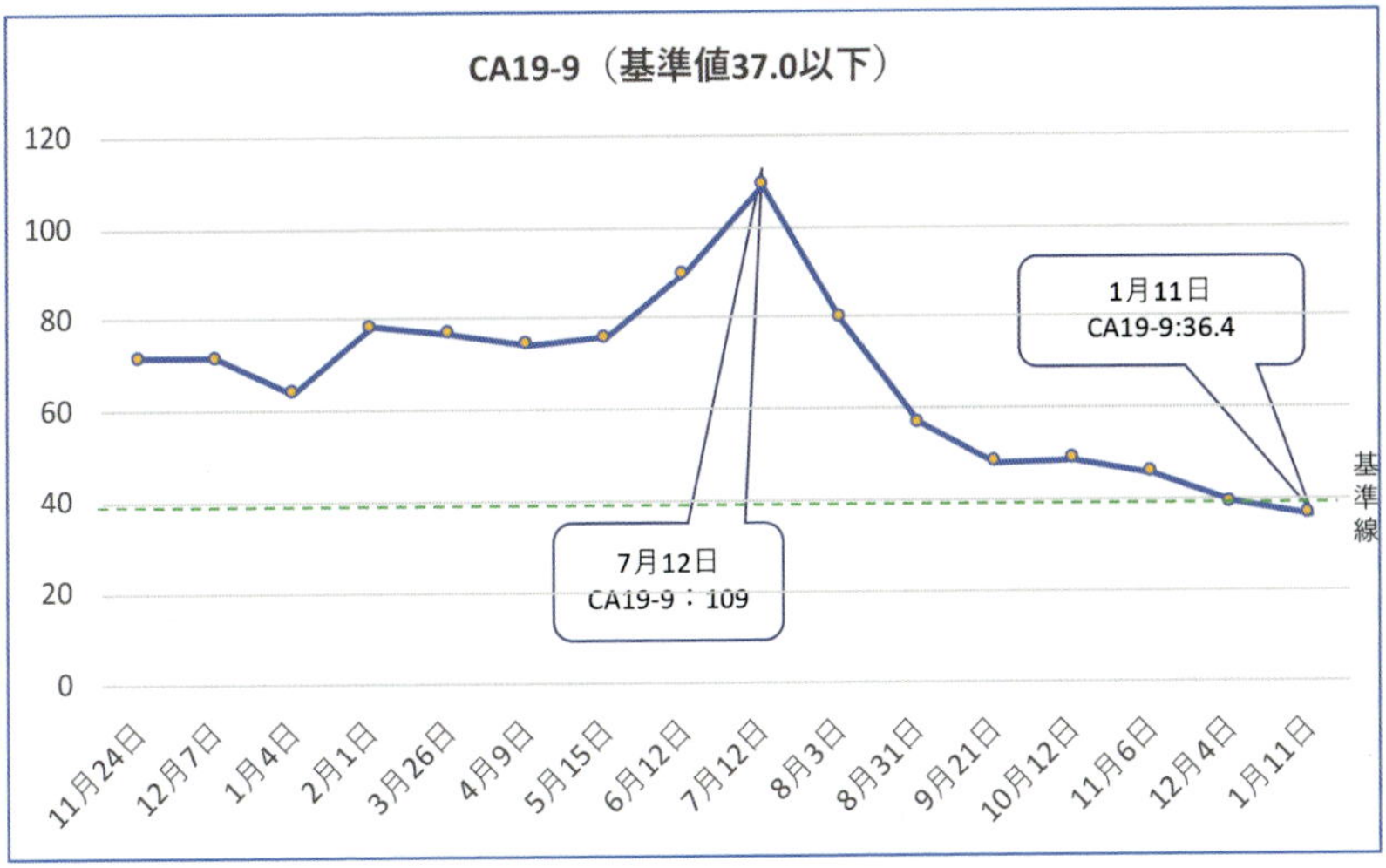


定期的に持病の健診で罹っていた病院にて、高血糖のため精密検査
PET-CT検査を経て膵頭部がんステージⅣと診断される。
リンパ節は肝動脈を巻き込み主治医からは、抗がん剤か緩和ケアーと言われる。
3カ月後、抗がん剤（ゲムシタビン）治療するも、がんは悪化。
がんが進行するので、遺伝子治療を併用で開始。
遺伝子治療にてやや落ち着いてきたので、放射線治療（IMRT)60gy。
放射線治療中も遺伝子治療継続。（放射線治療中は抗がん剤は中止）
放射線治療後は、抗がん剤ゲムシタビン再開、遺伝子治療も併用
怪我により抗がん剤治療は一旦中止となるが、遺伝子治療のみ継続中。

現在も**腫瘍マーカーなど基準値以下**となる。

遺伝子治療開始時　ステージⅣ　50代　女性

膵体尾部がん　肝転移

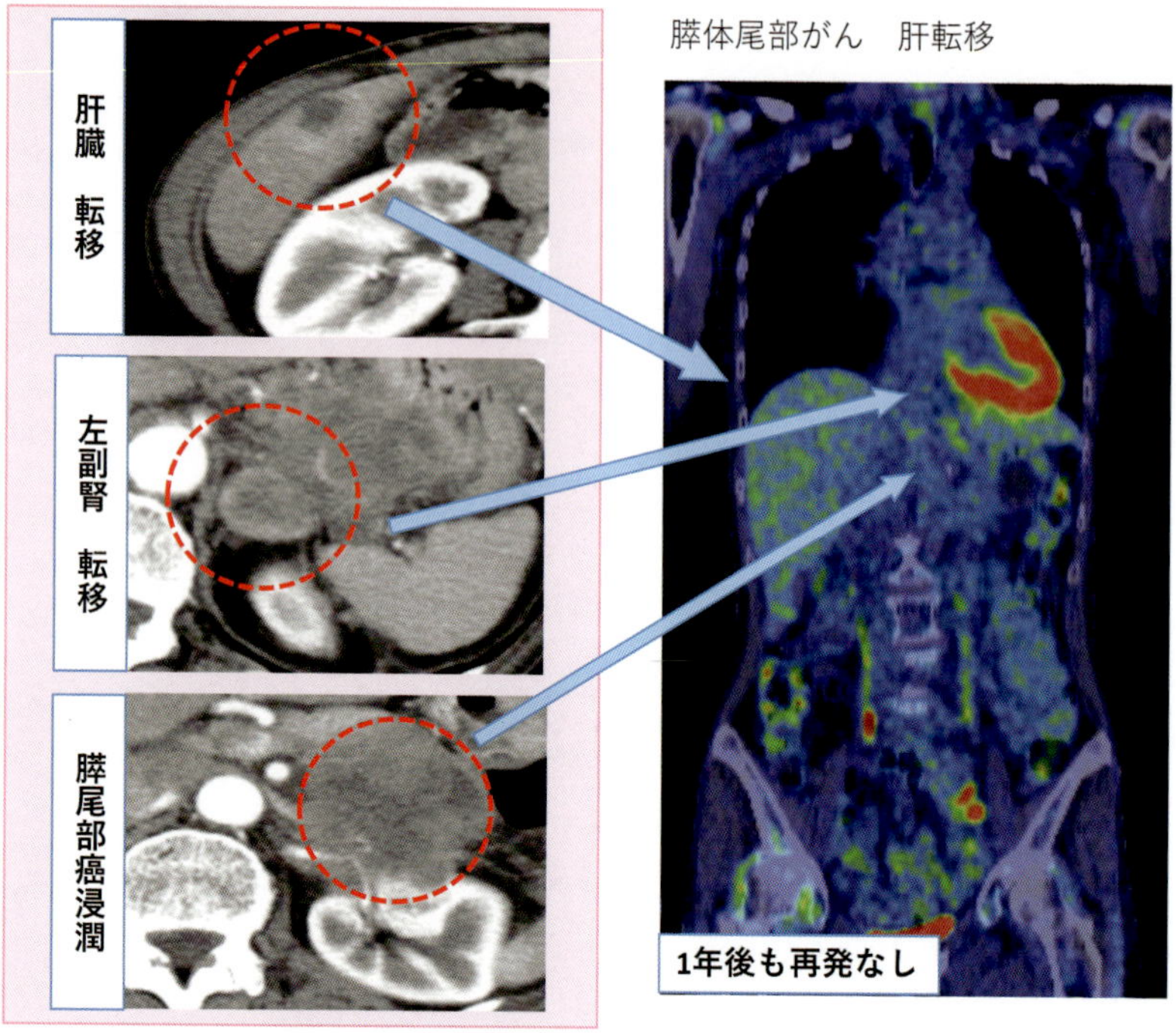


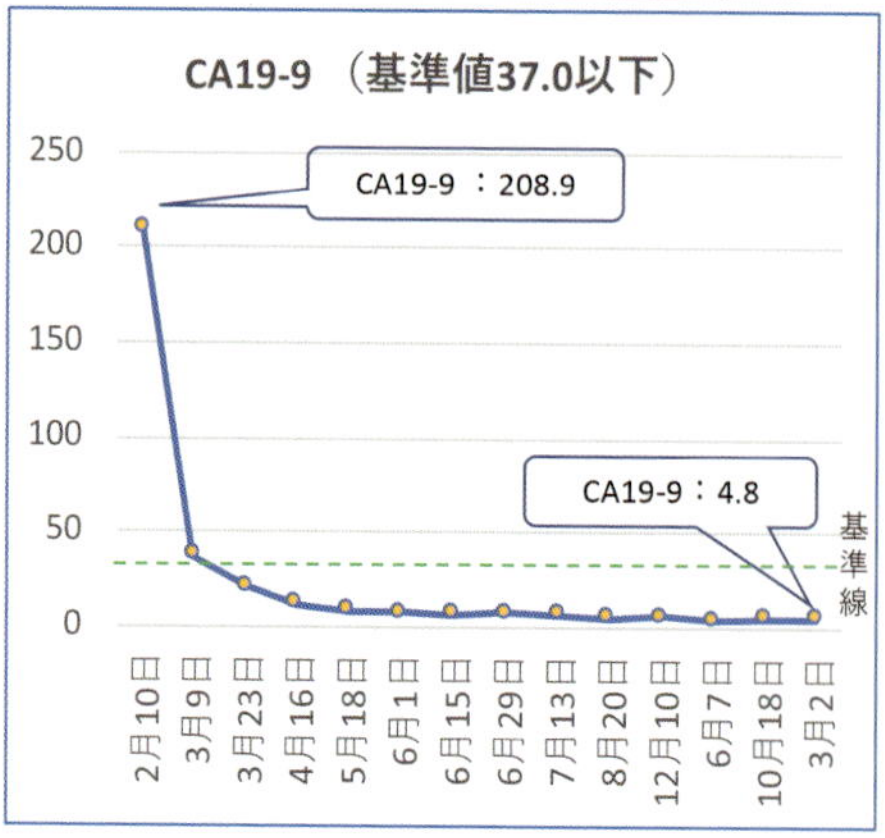


背部痛、救急で近医受診
総合病院を受診、精密検査にて
膵臓がん　ステージⅣ　肝転移・左副腎浸潤と確定診断
※　がんは周囲の重要血管、神経、副腎等を巻き込み、手術不可能。
抗がん剤治療としてFOLFIRINOXを施行。
肝転移もあり、がんの縮小もみられないので遺伝子治療を併用。
※　遺伝子治療併用後、腫瘍マーカーも正常化し、二つの肝転移も消失したため、放射線治療（IMRT)を追加。
**腫瘍も周囲浸潤がなくなり、縮小**して正常の大きさになった。

治療開始から4年後の現在、**再発も無く**経過観察し、3カ月に一度の治療継続中

**遺伝子治療開始時　ステージⅣ　60代　女性**

膵体尾部がん　肺転移

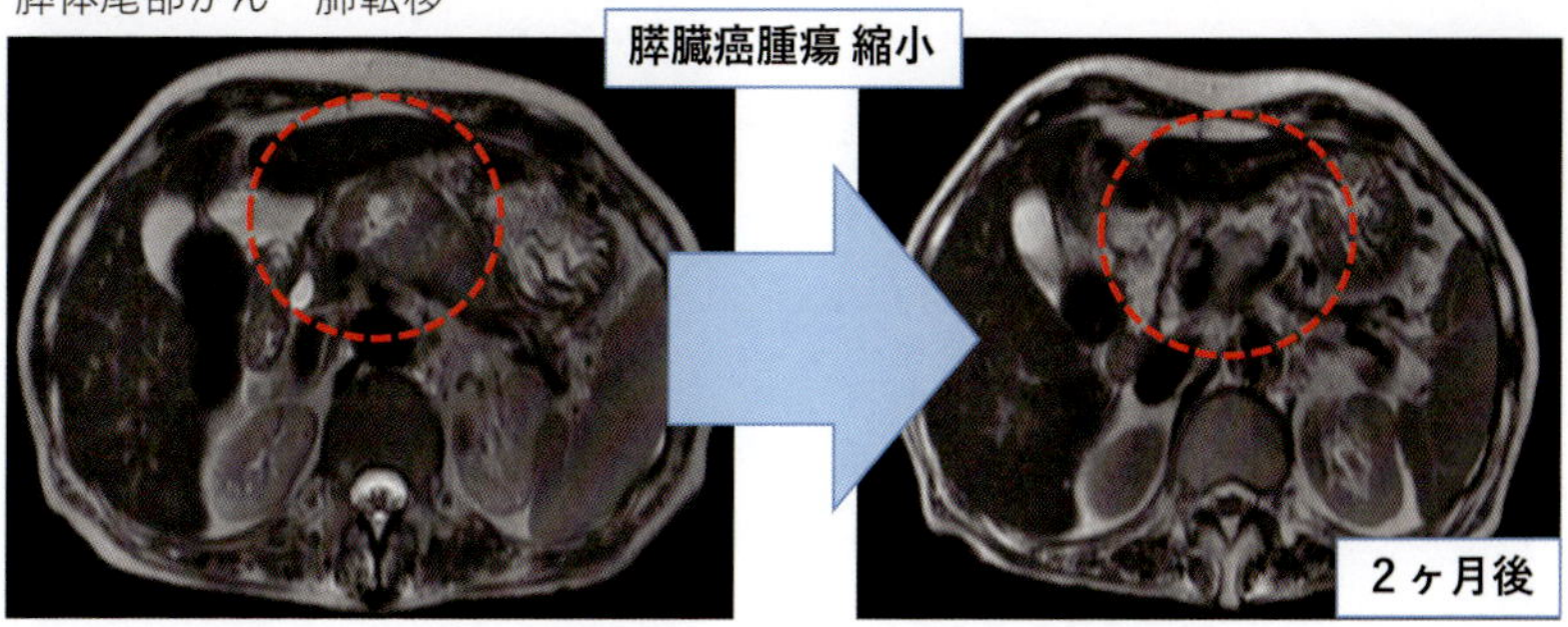


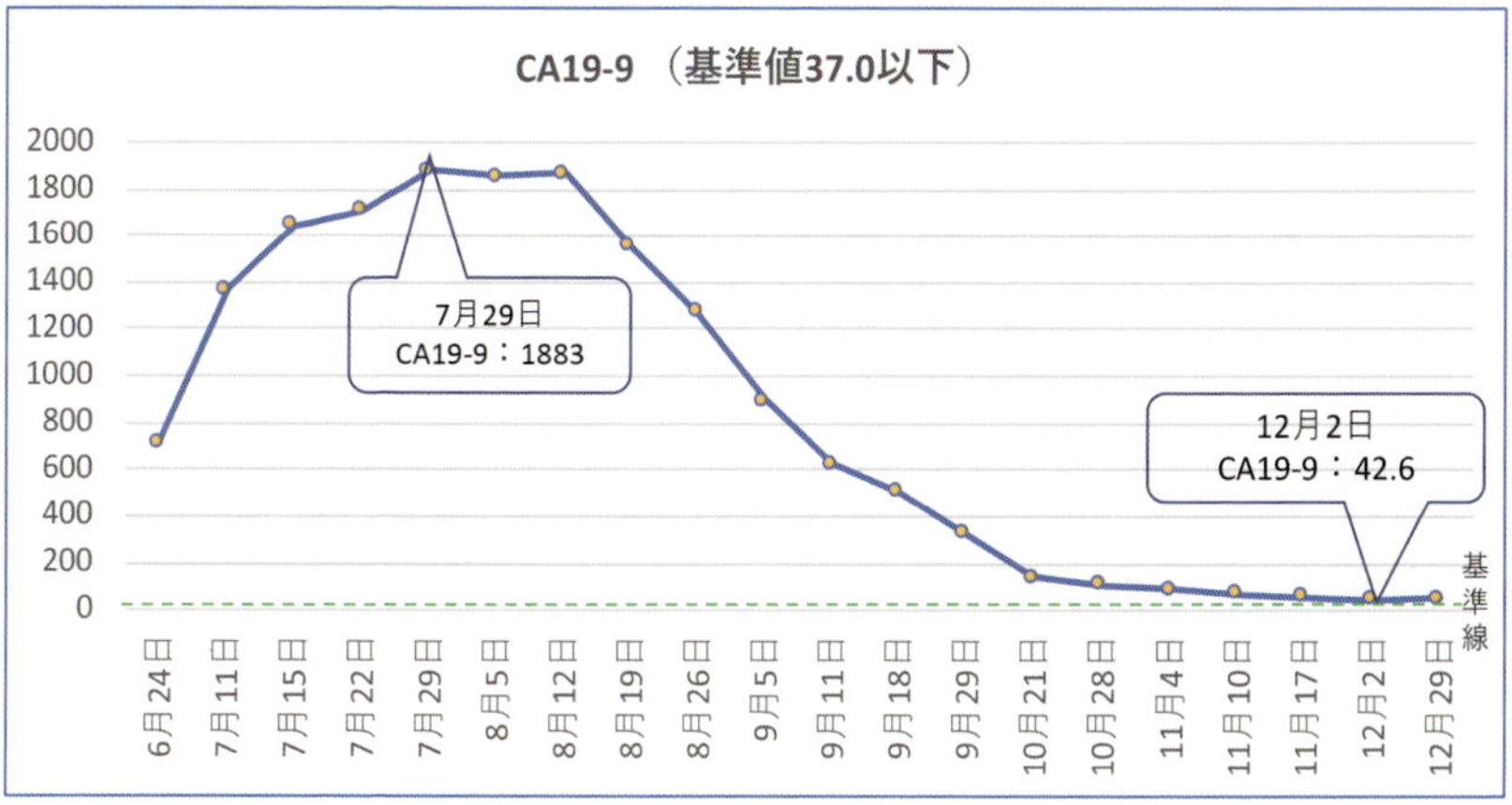


腹部違和感・上腹部痛にて総合病院受診。
精密検査にて膵体尾部（門脈本管浸潤に伴う）肺転移と診断される。
腎機能が悪く抗がん剤も使用できないため、緩和ケアを勧められたので
最後の願いとして、遺伝子治療を開始。
治療後　腫瘍マーカーが下がり、元気になったので、放射線治療（IMRT)
を併用。　膵臓がんは縮小して、**腫瘍マーカーもほぼ正常化**となり、
肺転移は遺伝子治療のみで増大しなかった。

**遺伝子治療開始時　ステージⅣ　40代　女性**

左乳がん（トリプルネガティブ）

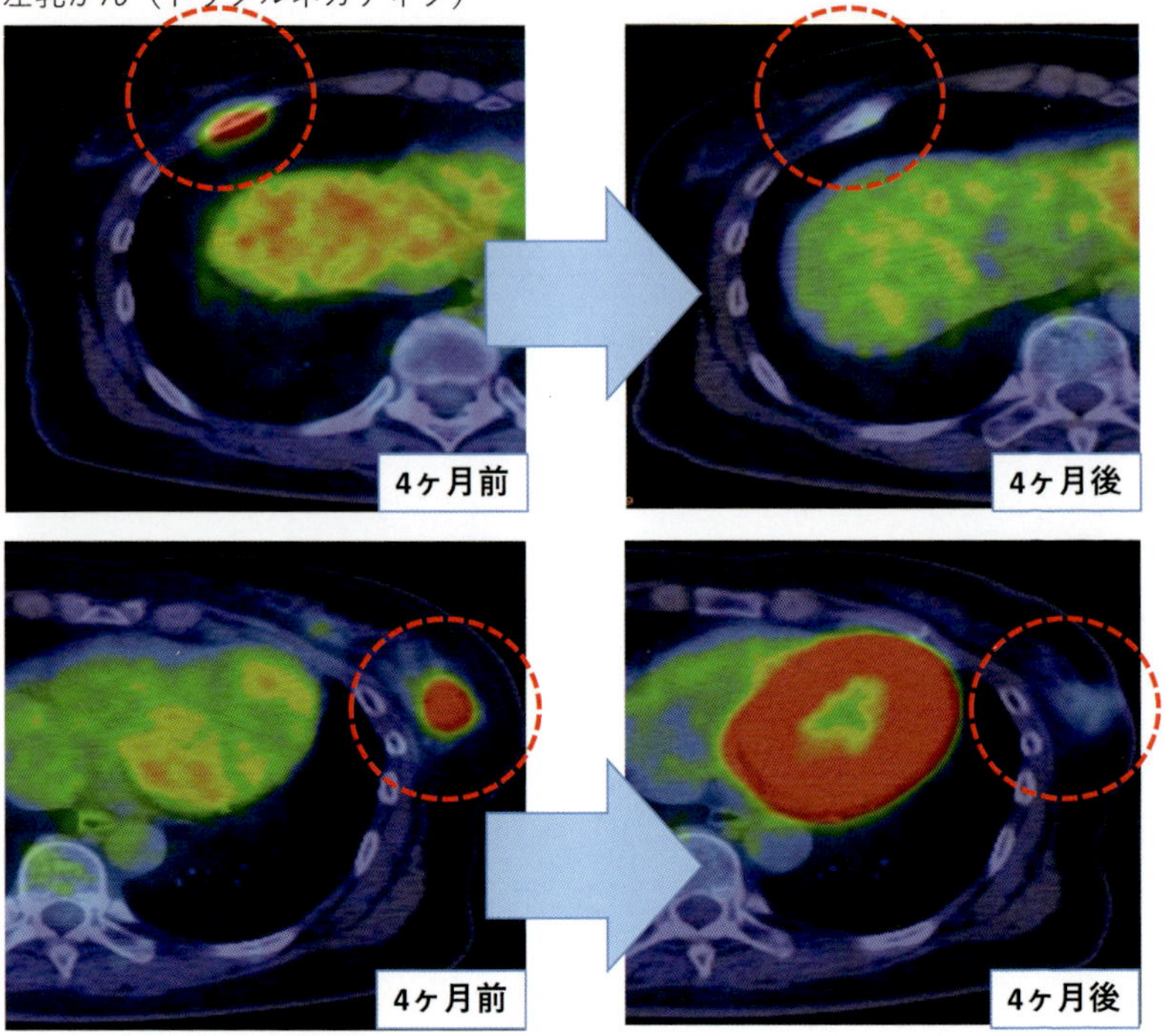


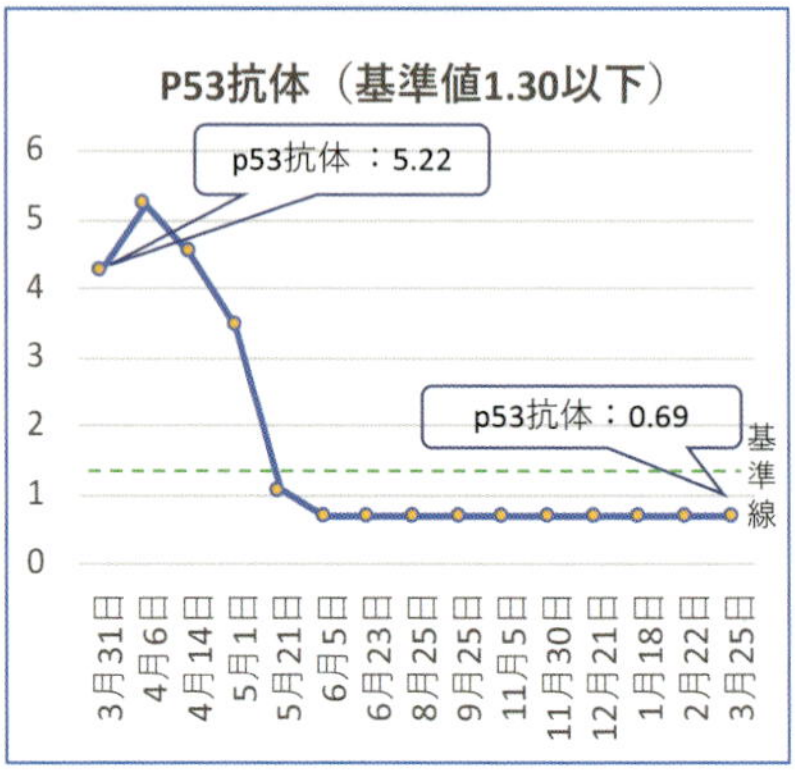


左乳がんで手術前、手術後に抗がん剤を施行。術後の腋窩リンパ節に転移あり、放射線の追加照射も行う。抗がん剤も放射線もしたのに1年後、同側の乳房に局所再発し対側の肋骨にも骨転移を認めた。抗がん剤を使用しても再発したので、遺伝子治療を開始。

点滴＋局所注射にて、乳房腫瘍は縮小し、骨転移も沈静化したので再手術にて腫瘍摘出。

**腫瘍内のがん細胞は完全消失。**

転移肋骨にも放射線照射。